Petites Salamandres

LE JEÛNE CHEZ SOI RÉÉQUILIBRE VOTRE ALIMENTATION POUR MIEUX VIVRE

CONSEILS, ASTUCES…

√ Mieux comprendre son corps
√ Adopter les bons comportements
√ Se recentrer et gagner en sérénité
√ Équilibrer le corps et l'esprit

1

2

LE JEÛNE CHEZ SOI

Pratiquez le jeûne quel que soit votre âge. Il faut toujours rester vigilant avec son capital santé tout en se faisant plaisir. C'est un don précieux à préserver et on l'oublie trop souvent. Ce livre rappelle des principes de base simples pour chérir son corps et son esprit. Agissez… Des astuces y sont dévoilées pour gérer le stress et vivre une vie épanouie avec quelques exercices. Le bien-être doit être une priorité pour vous.

Vous verrez, on s'habitue plus rapidement qu'on le croit au changement. Il n'est jamais trop tard pour pratiquer le jeûne chez soi. Prenez du temps pour vous et votre santé en main ! Changez simplement votre mode alimentaire.

UN GUIDE PRATIQUE POUR CONNAÎTRE

- Le jeûne : les bienfaits du repos intestinal sur le corps et l'esprit.
- Les besoins du corps : alimentation saine et équilibrée.
- Les vertus thérapeutiques des plantes médicinales.
- Le bien-être, la relaxation ça s'apprend…

MISE EN GARDE

REMERCIEMENTS

Un grand merci à ma famille pour leur aide et le soutien de ma petite salamandre qui m'a soutenu dans ce passionnant défi.

TABLE DES MATIÈRES

Introduction

Qui n'a jamais souhaité prendre du temps pour soi ? Pourquoi pas vous ? C'est possible d'effectuer un jeûne chez soi. Lancez-vous grâce à ce livre. Vous éviterez les pièges en ayant pris connaissance au préalable des principes pour bien démarrer cette expérience.

La santé est un don à préserver, un trésor précieux et souvent oublié. Nous la considérons malheureusement comme acquise. Le corps aime les habitudes et nous oublions de lui faire du bien pour bouger, respirer, penser et vivre… Limitez les dégâts sur votre santé.

Notre vie est soumise à davantage de stress : esprits de compétition et délais toujours plus courts. C'est un fait, nous sommes accaparés par les obligations. Le risque de se perdre est de plus en plus grand. On s'oublie…

Chacun peut profiter de cette opportunité par le biais du jeûne. Vous éviterez par la suite les pièges du marketing. Désormais les gens se délaissent de leurs mauvaises habitudes pour se sentir mieux et heureux. Bien manger et bouger pour rester en bonne santé. Ne serait-il pas génial de profiter de cette opportunité !

Le bonheur dépend plus de notre sérénité intérieure que notre organisation extérieure. Il faut se connaître pour mieux manger.

Tout commence donc dans l'assiette et on l'oublie. Vous comprenez donc l'intérêt de jeûner.

C'est une aubaine pour tous. Évidemment on parle de mieux-être.

À méditer…

À propos de ce livre

Je cherchais à me réinventer sans trop savoir comment m'y prendre. J'étais rempli de doutes. Mais j'étais décidé à prendre soin de moi avec le jeûne. Qui d'autre que moi pouvait le faire ? Sacré challenge ! Je vais vous raconter pas à pas mes connaissances. J'ai pris conscience de la nécessité d'entretenir ma santé.

Le jeûne chez soi est une expérience unique. Avant de commencer, il faut comprendre les bienfaits et les limites du jeûne. Ne perdez pas une occasion lors du jeûne de vous aérez l'esprit, de découvrir des lieux insolites, de méditer, d'entretenir votre corps... Ne vous en privez donc pas !

Si vous aussi vous avez cette envie, tout y est dans ce guide pour être bien dans sa tête, dans sa peau, épanoui, en forme et plus serein. Retrouvez un équilibre en agissant sur le métabolisme. Êtes-vous prêt aussi à relever le défi ? Si la réponse est oui, poursuivez la lecture ! Sinon... Continuez la lecture aussi, cela en vaut la peine ! Et comprenez que tout se passe dans l'assiette car le corps et l'esprit sont interdépendants. Sachez en tirer le maximum pour maintenir votre santé ou la retrouver.

En quelques mots

Le train-train quotidien et les contraintes professionnelles qui s'accumulent nous font perdre la notion du temps... Qui ne connaît pas ce sentiment désagréable d'avoir l'impression d'être submergé et de ne pouvoir faire face ? Il est encore possible de gérer le stress. Garder du temps rien que pour vous ? Je sais, ça fait rêver. De plus l'abondance et la disponibilité alimentaire nous posent de sérieux problèmes. Nous avons l'embarras du choix et pourtant nous ne savons plus ce que nous mangeons. Pour alléger le corps et l'esprit, il faut impérativement mettre en place de meilleures habitudes d'hygiène de vie après le jeûne. Il s'agit simplement d'un rééquilibrage alimentaire sur le long terme. On oublie souvent que se nourrir n'est pas un acte anodin. Il ne faut pas le négliger et toujours attribuer au repas une image de plaisir, de convivialité, de partage quand cela est possible. Le jeûne paraît être un pari un peu fou, mais intéressant à relever, notamment sur le plan physique et moral. Lancez-vous !

Mais pour résister, il faut que vous soyez motivé et que vous sachez à quoi vous attendre. Le repos intestinal, c'est couper avec le quotidien, se ressourcer, se recentrer et prendre des décisions importantes avec toute la clairvoyance qu'apporte le jeûne. Il ne s'agit en aucun cas de maigrir vite au début car de toute manière vous aurez tout repris quelques mois plus tard. Le cerveau va tout faire pour reconstituer les réserves de graisses. Il faut trouver son poids idéal pour se sentir bien dans sa peau. Vous devez éviter les pièges du marketing pour comprendre que c'est le meilleur moyen pour garder ou retrouver son poids de forme. Donc bien manger, c'est se sentir bien. L'alimentation a un impact direct sur la santé humaine.

Ce livre vous explique pas à pas comment faire pour détoxifier l'organisme et retrouver une nouvelle vitalité. Le désir d'effectuer un jeûne annonce nécessairement d'autres évènements et changements positifs qui vont émerger dans votre vie. Prendre du recul est primordial. Partez à l'aventure, sans idées préconçues avant de commencer. On peut changer n'importe quand. Ce processus de changement est agréable pour le corps et l'esprit. Quelquefois, c'est nécessaire de se poser et arrêter de tout contrôler. Soyez optimiste ! On peut améliorer sa qualité de vie en faisant au quotidien les bons choix et savoir pourquoi on les faits.

N'oubliez pas de prendre le temps d'écrire vos propres impressions et aspirations en toute occasion. C'est bel et bien une expérience à vivre… Il s'agit simplement de revenir à l'essentiel.

Comprenez avant tout que notre santé mentale passe par la diététique, mais aussi par le partage. Les moments de partage entre amis et en famille agissent sur notre être au plus profond.

Comment ce livre est organisé.

L'objectif de ce livre « LE JEÛNE CHEZ SOI » est de vous proposer une lecture thématique en huit parties. Voici les grandes lignes de ces parties et les notions abordées pour chacune d'elles.

Bonne lecture !

1   LE REPOS INTESTINAL

« LE JEÛNE »

1   LE REPOS INTESTINAL
« LE JEÛNE »

De nos jours, chaque weekend, des gens se retrouvent et participent aux rassemblements de ce genre. Je vous l'accorde à première vue, cela paraît être un peu farfelu.

- Comment des personnes acceptent de s'alimenter uniquement de tisanes et se privent volontairement de tout aliment solide ?
- Comment le corps et l'esprit peuvent accepter d'endurer çà ?
- Comment ces personnes trouvent la force d'effectuer des randonnées ?

Cela se déroule sur une période de quatre jours.

Je comprends que l'on peut être sceptique et s'interroger sur les bienfaits du jeûne car c'est un concept assez méconnu.

Actuellement, des revues spécialisées vantent les mérites du jeûne. On trouve tout et n'importe quoi. Ce n'est en aucun cas envisageable pour les femmes enceintes et les personnes souffrantes. Demandez toujours l'avis de votre médecin avant d'effectuer le jeûne.

À vous de choisir

Avec une bonne dose d'énergie et d'audace, on peut mener à bien de multiples objectifs chez soi. En plus d'offrir un cadre pour se ressourcer, ce processus séduit de plus en plus de gens qui n'ont pas forcément les moyens ou le temps. Ayez confiance en vous. On peut s'initier via des vidéos en ligne, des revues, des livres… à ce genre de pratiques.

Conseils

Adoucissez votre regard pour vous défaire de tout jugement. Prenez toujours chaque situation dans son ensemble. Avant de vous lancer dans le jeûne, comprenez que chaque expérience est différente d'une personne à l'autre (euphorie, abattement…). En effet, à chaque âge, ses forces et ses faiblesses. Le jeûne, c'est avant tout une pure expérience sur soi. La bienveillance sur vous est indispensable. Lorsque l'on souhaite purifier son corps pour retrouver l'unité et apaiser le corps, il est indispensable de savoir se préparer dans les bonnes conditions. Les impératifs de la vie quotidienne et vivre avec sa petite tribu sont des éléments à prendre en compte.

C'est sur une base de pensées aléatoires, qu'un jour, j'ai décidé de tenter l'expérience chez moi. C'était moins cher et plus facile car je décidais quand j'en avais besoin et je restais à mon domicile. J'ai donc décidé de me lancer et faire mes propres expériences, ne serait-ce que pour prouver que ça ne marchait pas tant que j'étais rempli de doutes. Je me suis aperçu qu'il est difficile d'y voir clair quand on débute cette expérience.

- Comment choisir entre les jeunes ?
- Que faire pour m'occuper quand j'ai des doutes ?
- À quoi m'attendre lors de cette expérience ?

Connaître et comprendre le jeûne est un facteur indispensable pour bien commencer. La curiosité et votre volonté sont vos meilleures qualités dans ce processus... Il s'agit simplement de faire davantage attention à vous et cela permet d'apprendre à gérer ses craintes pour garder la forme.

- Cure de bien-être
- Ressourcement
- Bienveillance avec soi

Il nous appartient de choisir la façon dont nous voyons les choses. Soyez plus doux avec vous et vous le serez également envers le monde.

Souvent ce temps de repos est nécessaire pour mieux comprendre sa vie et en corriger le cours. Désirer rend possible. Tout ne doit pas changer du jour au lendemain, mais cela peut vous encourager à modifier des habitudes et soulager les maux. Il s'agit donc d'une expérience unique.

1.1   POURQUOI CE LIVRE ?

Dans la plupart des ouvrages consacrés à la pratique du jeûne, les auteurs se perdent dans des propos d'explications scientifiques sur les effets de cette pratique sur l'organisme. On retrouve des termes comme : néoglucogenèse, cortisol, glycogène, triglycéride, cétogenèse, glycogénolyse, glucagon, lipolyse, corps cétonique, tissu adipeux et beaucoup d'autres mots qui sont difficiles à cerner quand bien même leurs définitions précises sont données. Nous allons donc nous efforcer au mieux d'expliquer dans des formulations claires et directes à quoi le corps humain est sujet lors de ses réactions face à une restriction de nourriture, afin que le lecteur de cet ouvrage acquière une information compréhensible et simple à assimiler. Dès les premières heures de jeûne, jusqu'à plusieurs semaines, vous comprendrez facilement et pas à pas les différents processus et réactions que le corps humain met en œuvre lorsqu'il doit réagir face à l'absence de nourriture.

Par quoi commencer

Je vous déconseille fortement de débuter un jeûne sans y avoir fortement réfléchi. La première étape consiste à consulter votre médecin qui vous indiquera si votre état de santé est compatible avec cette pratique, combien de jours vous pouvez envisager d'effectuer cette expérience, et sous quelle forme.

Il existe plusieurs types de jeûne. Il est important de consulter votre médecin car de nombreuses pathologies sont contre-indiquées et donc incompatibles avec une restriction draconienne alimentaire.

En cas de

- Troubles du comportement
- D'insuffisance rénale
- D'insuffisance hépatique avérée
- Diabète de type 1
- Hyperthyroïdie
- Arythmies cardiaques
- Hypotension artérielle sévère, etc…

Et de nombreuses autres pathologies, vous ne pourrez pas envisager de jeûner car cela aggravera votre état de santé. Votre âge est aussi un facteur important et déterminant dans la contre-indication de cette pratique. Les personnes âgées, les enfants, les adolescents et les femmes enceintes ne peuvent pas envisager ce type d'expérience.

Avant de débuter le jeûne, il faut bien comprendre que les jours qui précèdent le début de votre jeûne, vous ne pouvez pas consommer à outrance ou de grande quantité de nourriture. Le corps humain serait trop déstabilisé. Préférez une alimentation légère et allégée en viande et poisson avec une préférence pour les légumes. Ne sautez pas sur l'occasion pour manger un steak de 500g ! Vous favoriserez ainsi une meilleure transition intestinale. Il faut effectuer des paliers alimentaires de réduction. Ainsi le jeûne sera plus agréable avec des symptômes légers et momentanés. On ne jeûne par du jour au lendemain. C'est impossible et c'est dangereux. Il faut priver son organisme en douceur. Amorcez une descente alimentaire sur une semaine. Supprimez au fur et à mesure les aliments pour purger les intestins.

- Les excitants : le thé, le café, l'alcool…
- La viande, les produits laitiers, les poissons, les œufs
- Les céréales, les légumineuses
- Les fruits et les légumes
- Jusqu'à manger un seul aliment

1.2   LES TROIS PHASES DU JEÛNE

Le processus biologique que le corps humain met en place lors des différentes phases du jeûne chez l'homme est caractérisé par trois principales étapes.

- *La période post absorptive*

Lorsque plus de 16 heures vous sépare de votre dernier repas. C'est celle que nous avons tous déjà effectué lorsque on ne prend pas de petit déjeuner. Le sel est simplement à modérer. Ne le supprimez pas. La sauce soja, le miso… Buvez du jus de citron tiède, cela va aider votre foie.

- *Le jeûne court*

Du premier jour jusqu'au 3-5 jours. C'est la phase dite protéique ou le corps débute la néoglucogenèse. Ayant besoin de se nourrir, l'organisme va synthétiser lui-même du glucose à l'aide d'acides aminés dans les protéines musculaires. Ce qui signifie plus clairement que votre corps, n'ayant peu ou pas de nourriture à digérer dans ses intestins va se servir directement dans les réserves de votre organisme afin de continuer normalement à fonctionner. À la fin de cette phase on observe souvent une légère euphorie et une sensation de faim qui s'estompe significativement. Le corps puise dans les muscles.

- *Le jeûne prolongé ou phase cétonique*

Cette phase débute en général à partir du cinquième jour de jeûne et peut se prolonger plusieurs semaines. Le corps se régule et privilégie le bon fonctionnement du cerveau et des organes vitaux. Le corps puise dans les graisses.

- Une quatrième phase existe cependant mais elle n'a jamais été étudiée chez l'homme. Elle se nomme « *phase terminale* ».

Jeûner, est-ce vraiment bénéfique sur la ligne et la santé ?

Les bénéfices du Jeûne sont indéniablement prouvés sur la santé, le bien être, la vitalité, la concentration, un accroissement de la vigilance et beaucoup d'autres points. Il est par contre hors de question dans ce livre de prétendre que le jeûne sur l'organisme peut soigner un cancer, un Alzheimer, ou quelle autre maladie que la science médicale n'a toujours pas réussie à éradiquer chez l'homme. Ne pensez pas qu'en cas de maladie grave, le jeûne soit la solution miracle. Ce serait du charlatanisme de l'affirmer. Ce qui se passe souvent chez les malades qui jeûnent c'est qu'au cinquième jour, une sensation de satiété, d'apaisement et de plénitude s'installe. Les gens s'imaginent être en train de guérir, ce qui est totalement faux. C'est uniquement dû à une réaction du corps qui se complait dans sa privation ou sa restriction draconienne de nourriture.

Les bienfaits du jeûne

- Mettre au repos votre système digestif
- Éliminer les toxines
- Stimuler la régénération des cellules
- Avoir plus d'énergie
- Mettre un terme à vos mauvaises habitudes alimentaires

Durée maximale

Il est fortement conseillé de jeûner sur des périodes de trois à dix jours. Cependant le corps humain peut sans risque jeûner plus longtemps. Ce n'est qu'au-delà d'une quarantaine de jours que l'organisme fragilise le cœur dans sa perte de poids ce qui engendre une urgence vitale. Il faut cependant continuer de boire de l'eau car l'absence d'hydratation est mortelle en seulement cinq jours. Un suivi médical est obligatoire lorsqu'un jeûne dépasse plus de quatre semaines car il y a un réel danger vital. Pour un jeûne dont la durée est inférieure ou égale à trois semaines, il n'y a aucun danger pour les personnes en bonne santé avec une corpulence normale sauf en cas de contre-indication médicale. N'envisagez jamais de jeûner sans l'approbation de votre médecin.

La crise d'acidose, c'est quoi ?

La crise d'acidose survient entre 3 et 5 jours chez les jeûneurs qui consomment uniquement de l'eau. Elle se traduit par des nausées, des maux de tête, des crises de tachycardie, de la fatigue, des éruptions cutanées et d'autres symptômes de mal-être propre à chacun. Elle dure rarement plus d'un jour mais c'est une phase très difficile à gérer par l'organisme qui pousse généralement les personnes à cesser de jeûner. Une fois dépassée cette phase le jeûne devient plus agréable et la sensation de faim disparaît, laissant place au bien-être mental.

C'est un passage délicat, une crise de détoxination. Le taux d'acidité augmente dans les urines. Il faut boire plus d'eau, de tisanes pour éliminer les corps cétoniques dans les urines.

Ne vous inquiétez pas cette crise est passagère. Elle est la réaction normale de votre corps qui vous informe qu'il a faim. Elle témoigne de votre bonne santé. Ce n'est pas si difficile à dépasser si vous êtes motivé lors de votre jeûne. Il est possible de calmer les crises en buvant un peu de jus de légumes mixés avec de l'eau ce qui n'affectera pas la qualité de votre jeûne.

1.3 LES DIFFÉRENTS TYPES DE JEÛNE

Le jeune intermittent est le plus répandu. Il consiste à alterner des phases d'alimentation avec des phases de jeûne. Il en existe de nombreuses catégories.

- *Le jeûne de 16 heures*

Il consiste à espacer ses prises de repas chaque jour d'un nombre d'heures suffisantes pour que le corps consomme plus d'énergie que son apport alimentaire. Il peut s'étendre jusqu'à 24 heures. Il est nécessaire pour que cette pratique fonctionne bien que les repas pris soient équilibrés et ne dépassent pas l'apport calorique prévu journalièrement pour une personne.

- *Le jeûne alterné 5/2*

Consiste à s'alimenter deux jours non consécutifs de la semaine avec pas plus de 500kcal par jour, sans prise de protéines animales, de pain ou de féculent. C'est un régime alimentaire à base de légumineux.

- *Le jeûne complet*

Va de 24 heures à plusieurs jours, consiste à ne consommer que de l'eau. Il doit s'accompagner à l'issu, d'une réalimentation graduée afin de ne pas endommager et perturber le système digestif. C'est le plus difficile des jeûnes à réaliser. Il doit obligatoirement être suivi par un médecin ou dans un environnement cadré comme il en existe de nombreux en France. Des spécialistes du jeûne organisent des semaines de jeûne accompagnés de randonnées, de séances de yoga et de différentes activités afin de suivre pas à pas et individuellement chaque jeûneur.

Le jeûne et les religions

On retrouve la pratique du jeûne depuis l'antiquité, depuis plus de 4200 ans. L'être humain en a exploité à la fois les vertus médicinales et spirituelles. Le judaïsme, le christianisme, l'islamisme, le bahaïsme, le bouddhisme, l'indouisme, chacune de ses religions ont un point en commun, celle du jeûne.

Le jeûne chez les animaux

Que ce soit pour hiberner, pour muer ou pour protéger leurs œufs, bon nombre d'espèces animales sont naturellement dotées de l'instinct de jeûner pour répondre à un besoin de survie ancré dans leurs subconscients hérités de génération en génération. Les premières expériences menées chez les souris démontrent que leur espérance de vie s'accroît lorsqu'elles sont soumises à des privations de nourritures espacées de phases de réalimentation contrôlées. On peut donc aisément imaginer que le corps humain réagira de manière similaire à celui des animaux de laboratoire.

La reprise alimentaire après le jeune

Attention aux quantités ! Réintroduisez petit à petit.

- Les fruits et légumes, les légumineuses, les céréales
- Les œufs, les poissons
- Les produits laitiers
- La viande

Les excitants : le thé, le café, l'alcool

1.4 TEST : ÊTES-VOUS PRÊT À RELEVER LE DÉFI ?

Qu'attendez-vous vraiment de cette méthode aux multiples bienfaits ? Un corps soulagé de tensions, un mental relaxé et moins de stress au quotidien ? Faites ce petit test pour savoir si le jeûne peut vous apporter ce que vous attendez.

Pourquoi voulez-vous jeûner ?

_____

_____

_____

_____

_____

_____

_____

_____

_____

_____

_____

Combien de jours allez-vous jeûner ?

_____
_____
_____
_____
_____
_____
_____
_____
_____
_____
_____

Quelle période est la plus favorable ?

_____
_____
_____
_____
_____
_____
_____
_____
_____

_____

_____

Qu'allez-vous faire pour vous occuper : sports, loisirs, activités ?

_____

_____

_____

_____

_____

_____

_____

_____

_____

_____

_____

2 LE CORPS ET SES LIMITES

2   LE CORPS HUMAIN ET SES LIMITES

2.1   BESOINS ÉNERGÉTIQUES PAR JOUR

Gardez toujours en tête que le corps a ses limites. Lors d'un jeûne prolongé, le cerveau utilise des cétones produites à partir des graisses stockées. Le repos intestinal provoque bien évidemment des phases de fatigue accrue, des crampes, des baisses de concentration et des maux de tête. Il n'est guère recommandé de jeûner dans des périodes où un effort intellectuel ou physique est requis. Quelques chiffres sont à connaître.

La Ration Calorique quotidienne

La nourriture que nous absorbons chaque jour doit nous fournir une quantité suffisante de calories et de substances permettant croissance et renouvellement des matériaux de notre corps. Il vaut donc mieux manger de tout, mais sans exagérer sur les portions.

Pour un homme

Âge	Sans activités	Activités normales	Activités soutenues
De 19 à 30 ans	2500	2700	3000
De 31 à 50 ans	2350	2600	2900
De 51 à 70 ans	2150	2350	2650
De 71 ans et plus	2000	2200	2500

Pour une femme

Âge	Sans activités	Activités normales	Activités soutenues
De 19 à 30 ans	1900	2100	2350
De 31 à 50 ans	1800	2000	2250
De 51 à 70 ans	1650	1850	2100
De 71 ans et plus	1550	1750	2000

L'Indice de Masse Corporelle (IMC)

Il vous alerte sur votre corpulence. Il se calcule en divisant votre masse par le carré de votre taille. 70kg / 1,72m X 1,72m = 23,66 (corpulence normale).

Calculez-le aussi en vous reportant aux chiffres ci-dessous.

- Moins de 16,5 : dénutrition
- De 16,5 à 18,5 : maigreur
- De 18,5 à 25 : corpulence normale
- De 25 à 30 : surpoids
- De 30 à 35 : obésité modérée
- De 35 à 40 : obésité sévère
- Plus de 40 : obésité morbide

Une calorie, c'est quoi ?

La calorie est une ancienne unité de mesure, pour l'homme. Elle correspond à la valeur énergétique d'un aliment. C'est donc la consommation d'énergie mesurée en calories. Durant la digestion d'un aliment, on évalue à environ 15% la perte énergétique d'un aliment, le reste est assimilé par l'organisme.

Classement calorique des aliments pour 100g

Beurre	780	Concombre	12
Beurre allégé	410	Choux	25
Huile	900	Epinard	25
Margarine	760	Haricot vert	40
Biscotte	390	Haricot sec	340
Pain blanc	225	Pomme de terre	90
Pain complet	230	Tomate	20
Pain de seigle	240	Saint jacques	70
Coquillette	350	Moule	70
Pates	380	Huitre	70
Riz	350	Crabe	80
Semoule cuite	115	Crevette	80
Fromage de chèvre	330	Langouste	80
Camembert	305	Maquereau	125
Cantal	360	Sardine	125
Lait entier	70	Saumon	125
Lait demi-écrémé	50	Colin	90
Lait écrémé	35	Dorade	90
Yaourt nature	55	Merlu	90
Yaourt 0%	45	Truite	90
Amandes	635	Thon	225
Avocat	200	Chocolat au lait	550

Abricot	45	Chocolat noir	545
Banane	90	Confiture	280
Brocolis	35	Glace	130
Cerises	75	Sucre	400
Carotte	45	Bœuf	180
Citron	40	Canard	250
Courgette	15	Cheval	110
Fraise	35	Jambon gras	180
Epinards	25	Jambon maigre	330
Mandarine	40	Lapin	120
Melon	30	Mouton	265
Kiwi	53	Poulet	150
Noisette	650	Porc	320
Noix	660	Saucisson	420
Orange	40	Veau	180
Pêche	45	Big-mac entier	510
Pois gourmands	90	Pain au chocolat	285
Pomme	55	Pinte de bière	275
Poire	60	Mars entier	225
Raisin	80	Croissant entier	170
Asperge	25	Whisky coca	150
Carotte	43	Coca 33cl	148
Champignon	30	Concombre	10

Dans votre assiette

Consommez les légumes, les fruits et les herbes à leur juste saison. Votre santé sera mieux gardée. La ration quotidienne d'un adulte est d'environ 300 à 400 grammes de légumes frais ou secs.

L'appareil digestif

Pour traverser le tube digestif et être assimilée par l'organisme, la nourriture met de 12 à 40 heures (en moyenne un peu plus de 15 heures). Se nourrir est devenu un acte anodin. Après le repas, nous vaquons à nos occupations sans nous soucier que notre organisme effectue un travail long, complexe en transformant la nourriture absorbée.

Pensez en bénéfice nutritionnel en renforçant votre système immunitaire. Alternez les aliments lors de vos repas. Privilégiez un mode alimentaire sain, en consommant des aliments non transformés. On ne vous le recommandera jamais assez.

2.2   UN CORPS SOUPLE ET TONIQUE

Le Pilates, une méthode douce qui fait du bien ! L'accent est mis sur le renforcement en profondeur des muscles abdominaux. Dites adieu à vos petits problèmes de dos ! Mais ce n'est pas tout ! Le centre d'énergie de votre corps sera plus fort et plus stable. La méthode procure bien-être et force mentale tout en favorisant la relaxation et en diminuant le stress. Cette méthode s'adresse à tout le monde. En cas de doute, n'hésitez pas à demander l'avis de votre médecin.

La méthode Pilates offre de multiples bienfaits

- Sculpter et affiner votre silhouette
- Retrouver un maximum de bien-être
- Rectifier les mauvaises postures
- Acquérir une souplesse de chat
- Synchroniser sa respiration avec les exercices
- Restituer la vitalité physique

Les clés de la réussite

- *La respiration*
  On inspire par le nez et on expire par la bouche.

- *La concentration*
  Vous êtes conscient de chaque mouvement.

- *Le centrage*
  Les mouvements sont fluides et partent de la sangle abdominale.

Alors, prête à vous sculpter ? C'est parti !

AVANT DE VOUS LANCER, ÉCHAUFFEZ-VOUS

Rien ne sert de commencer une séance si vous êtes tendue, préoccupée... Relaxez-vous, relâcher les tensions musculaires... Faites les exercices avec plaisir et en étant confiant. Avant chaque séance, faites un échauffement de 15 minutes, vous réduisez le risque de surcharge musculaire et de blessures. Pour chaque exercice, répétez 10 fois.

- *La rotation du pied*

  Debout, effectuez des petits cercles avec la cheville en soulevant le pied sur les orteils vers la droite et la gauche.

- *La rotation des genoux*

  Debout, les pieds parallèles, faites des cercles avec vos genoux fléchis.

- *La rotation du bassin*

Mains sur les hanches, faites des cercles larges avec le bassin vers la gauche, puis de même vers la droite. La tête ne bouge pas.

- *La rotation des poignets*

Mains devant vous, les doigts entremêlés, faites des petits cercles de chaque côté.

- *La rotation des coudes*

Posez les mains sur les épaules, coudes devant vous, effectuez des petits et des grands cercles.

- *La rotation de la tête*

Inclinez la tête vers le haut, puis vers le bas, à gauche puis à droite.

- ***Les flexions latérales***

Debout, les pieds sont placés à la largeur du bassin. Flexion du tronc de 90° par rapport aux jambes. Les mains tendues sur les côtés.

PRENEZ CONSCIENCE DE VOTRE CORPS

Voici quelques exercices pour assouplir votre colonne vertébrale et tonifier les muscles du milieu et du haut du dos.

* **_L'enroulement de la colonne vertébrale, debout_**

Vos pieds sont parallèles et vos jambes sont écartées de la largeur du bassin. Agrandissez-vous. Votre corps est dans le bon alignement.
Sur l'inspiration, baissez le menton pour allonger la nuque.
Sur l'expiration enroulez lentement la nuque, puis la colonne vertébrale en direction du sol. Sur l'inspiration, essayez de toucher le sol avec vos mains.
Sur l'expiration, redressez-vous lentement en contrôlant le mouvement.

- *La rotation de la colonne vertébrale, sur le dos*

Vos bras sont légèrement écartés, les paumes de vos mains sont au sol. Vos jambes sont fléchies à 90° (comme si elles étaient posées sur une table basse).

Sur l'inspiration, rentrez légèrement le ventre.

Sur l'expiration, contractez les abdominaux.

Sur l'inspiration, basculez les jambes sur le côté droit en les gardant jointes et fléchies, sans décoller les épaules du sol.

Sur l'expiration, ramenez lentement les jambes au centre.

Sur l'inspiration, basculez lentement les jambes sur le côté gauche.

Sur l'expiration, ramenez les jambes au centre.

- *La rotation de la colonne vertébrale, assise*

Asseyez-vous, tête et dos droits, jambes jointes et tendues devant vous. Levez le bras de chaque côté à hauteur des épaules, paumes de mains tournées vers le sol. Les épaules sont abaissées et légèrement en arrière.

Sur l'inspiration, rentrez légèrement le ventre et grandissez-vous. Allongez la colonne vertébrale sans lever les épaules.

Sur l'expiration, contractez les abdominaux, pivotez lentement la tête et le buste vers la droite. Faites partir la torsion du bas de votre colonne vertébrale

Sur l'inspiration, pivotez lentement la tête et le buste pour revenir à la position initiale.

Sur l'expiration, contractez les abdominaux et pivotez lentement le buste du côté gauche.

- *L'extension du dos sur le ventre*

Allongez-vous sur le ventre, front au sol, bras reposant le long du corps, paumes des mains contre les cuisses. Les jambes sont tendues. Les pieds sont joints en extension.

Sur l'inspiration, rentrez légèrement le ventre et allongez la colonne vertébrale.

Sur l'expiration, relevez la tête, puis le haut du buste en contractant les fessiers et les jambes. Gardez les mains collées aux cuisses et dirigez les épaules vers l'arrière en essayant de rapprocher les omoplates. Votre tête se trouve dans le prolongement de votre dos.

Sur l'inspiration, abaissez lentement le buste pour revenir à la position initiale.

- *La posture de l'enfant*

Mettez-vous à quatre pattes, mains et genoux dans l'axe des épaules et des hanches, tête dans le prolongement de la colonne vertébrale, regard tourné vers le sol. Le dos n'est ni cambré, ni arrondi.
Inspirez, sur l'expiration, poussez vos fesses vers l'arrière pour venir les poser sur les talons. Votre buste est en contact avec vos cuisses. Sentez votre souffle parcourir votre dos à chaque expiration.
Inspirez, sur l'expiration, ramenez vos bras le long du corps, paumes des mains vers le ciel. Redressez-vous doucement en déroulant votre dos, vertèbre après vertèbre.

Étirements

Vous évite d'avoir des courbatures. L'étirement prend 5 minutes en fin de séance.

Conseils

Ne vous découragez pas, soyez patient et persévérez…

3 PRENDRE SOIN DE SOI C'EST AGIR SUR SON BIEN-ÊTRE

3   PRENDRE SOIN DE SOI

Prendre soin de soi et être à l'écoute de soi constituent les caractéristiques principales du jeûne. C'est agir sur son bien-être. Vous disposez de votre propre liberté, de la force de faire des choix pour donner forme à votre vie. Vous optez pour un mode de vie cohérent qui vous donnera confiance.

Vous vivez votre vie au gré de vos envies. Vous n'avez pas de compte à rendre. À vous de n'agir qu'en fonction de votre bonne volonté, de votre temps, sans pression extérieure, ni obligation sociale. Au final, qu'est-ce que vous mettez dans la balance ?

3.1   L'EAU, C'EST LA VIE

On l'oublie, mais l'eau est indispensable à la vie. Buvez ! N'attendez pas d'avoir soif. Elle est également le principal composant de notre alimentation. On trouve sous forme de sels minéraux, du chlore, du sodium, du calcium et du potassium dans notre organisme lorsque nous l'absorbons avec nos aliments.

Durant la journée, consommez des aliments riches en eau. Les fruits et les légumes en regorgent. On se déshydrate très vite en été, pensez donc à boire régulièrement. On parle de déshydratation lorsque que l'on a perdu 2,5% des liquides de son corps. Cela entraîne bien évidemment des maux de tête, des problèmes de concentration, une sécheresse de la peau, une accélération du rythme cardiaque, une somnolence. Il faut donc hydrater le corps en permanence. Souvent on ne boit pas assez malgré les recommandations : buvez 1,5 et 2 litres par jour. Anticipez votre soif car on élémine 2 et 2,5litres d'eau par jour en transpirant, en respirant et en urinant… Le corps est composé à 80% d'eau et 20% d'oxygène. L'eau se répartit entre les poumons, les os, le sang et le tissu adipeux. L'eau purifie le corps.

Pensez aux boissons rafraîchissantes à base de plantes. Buvez des citronnades tout au long de la journée avec du gingembre et de la citronnelle. C'est excellent, l'été avec vos amis ! On pense souvent avoir faim alors qu'on est assoiffé.

Soyez curieux, vos efforts porteront leurs fruits. Il s'agit simplement d'une question de mode de vie, des petits choix comportementaux à adopter sur le long terme. Osez ! N'hésitez pas !

Connaissez-vous les eaux minérales ?

La différence entre les marques tient aux écarts de minéralisation. Vérifiez toujours la composition indiquée sur l'étiquette. Les eaux minérales sont à boire avec modération. C'est un produit médicinal. Elles ne sont pas recommandées pour les personnes souffrant d'hypertension, de calculs rénaux…Ainsi certaines seront plus indiquées que d'autres. L'organisme n'assimile que 1% des minéraux contenus dans l'eau. Faites attention à vos reins. Variez les eaux : eau de robinet, eau de source, eau minérale. Elles n'ont pas la même composition.

Les eaux minérales sont riches.

- *Calcium*

  Indispensable pour la solidité des os, des dents, la contraction musculaire, la coagulation sanguine.
  Lutte contre l'ostéoporose.

- *Sodium*

  Limite les crampes musculaires ainsi favorise l'effort sportive.
  Réduit les dysfonctionnements rénaux.

- *Magnésium*

  Bon pour le moral !
  Régule le rythme cardiaque.
  Rééquilibre le système nerveux et limite le stress.
  Lutte contre la fatigue, l'anxiété, la constipation.

- *Bicarbonate de soude*

  Évite les ballonnements et facilite la vidange gastrique en cas d'abus de viandes, de graisses, de vin. Un anti-inflammatoire, apaisant, cicatrisant.

Réduit l'acidité de l'organisme.
Idéal pour les sportifs car diminue la fatigue musculaire.
Bon pour la dentition.

- **_Fluor_**

Bon pour la solidité des os et des dents.

SAVEZ-VOUS

- **L'eau à la fleur d'oranger**

  Pour s'endormir, mettre dans un verre d'eau une cuillerée à café d'eau de fleur d'oranger.

- **Le gingembre frais**

  Un anti-inflammatoire et antioxydant.

- **L'eau de racines de pissenlit**

  Dans un litre d'eau, faites bouillir une poignée de racines de pissenlit. C'est idéal contre les rhumatismes et c'est très bon pour la tension.

- **L'eau de coco**
  C'est à consommer avant ou après un effort.

SOYEZ CURIEUX !

CURIEUX DE TOUT !

ÉMERVEILLEZ-VOUS !

Cela peut paraître simple, mais ce qui compte, c'est de pratiquer cet exercice avec honnêteté. Cela fera toute la différence !

3.2 UN TEMPS POUR SOI

Lancez-vous et choisissez la bonne période, le bon moment. Appréciez de prendre plus de temps pour soi. Je vous l'accorde, ce n'est pas simple. Concertez-vous avec votre famille, avant de vous lancez dans cette aventure. Expliquez simplement les raisons qui vous amènent à entreprendre cette démarche : une rétro prospection de soi. N'oubliez pas que c'est tout à fait normal que ce soit difficile à comprendre pour les autres car cela semble curieux pour la majorité des gens de ne plus manger. Osez ! C'est bon pour le moral et la santé. On peut limiter les dégâts sur notre santé et la préserver. N'oubliez pas qu'un corps affaibli n'est pas capable de résister aux maladies. Quand le corps va mal, l'esprit cherche à s'évader et quand l'esprit est pollué, le corps est submergé de tensions. Il faut rétablir l'harmonie.

Ne soyez pas étonné et préparez-vous à certaines remarques. Vous êtes à contre-courant de notre époque qui incite à toujours à aller plus vite. Mettez les formes simplement. Souvent lorsque l'on pense faire des choix, on s'aperçoit qu'ils sont en réalité inconsciemment dictés par d'autres. Il s'agit justement d'accorder nos choix avec les suggestions de notre voie intérieure.

C'est pourquoi cela nous semble compliqué et que nous remettons les choses à plus tard. Le jeûne n'est pas à prendre à la légère car c'est un moment idéal pour vous débarrasser de vos mauvaises habitudes. Il s'agit de réveiller cette passion intérieure qui vous anime. Partir à la découverte de votre être profond n'est pas chose facile. Mais de temps en temps, c'est bien d'être seul et de vivre plus sereinement quand l'esprit est fatigué. Et oui, l'intestin contrôle le cerveau.

S'OCTROYER DU TEMPS LIBRE

Dans notre société, l'idée de prendre soin de soi devient suspecte de fainéantise ou d'égoïsme. Requalifiez simplement ce temps libre par période de relâche. Il ne s'agit pas seulement de pauses pour souffler et recharger les batteries. C'est donner du temps pour pratiquer un sport, un loisir, une passion ou cultiver un jardin secret. Stop à la culpabilité !

- Lorsque vous ne rendez pas service aux autres, que faites-vous pour vous ?
- Faites-vous attention à vos propres désirs ?

Si vous ignorez ce qui vous fait du bien. Dressez l'inventaire des plaisirs simples ou intenses de votre vie. Avoir envie de se faire plaisir est un sentiment naturel. Savourez la vie en prenant le temps d'être réceptif aux petites choses qui vous entoure au quotidien. Soyez à l'écoute de vos sens. Accordez des moments de liberté pour être vous-mêmes et vous détendre. Ne vous dites pas que vous le ferez lorsque vous aurez un peu de temps. Ce temps-là n'arrive probablement jamais.

Réagissez

Adoptez les comportements qui vous rendent heureux. Stop à la sédentarité ! Bougez et libérez l'énergie bloquée. Passez à l'action avec ces quelques recommandations.

- Je ferais les choses par plaisir et non par devoir.
- Je prendrais du temps pour moi-même si je suis débordé.
- Je m'aérerais l'esprit en allant voir mes amis ou seul pour me ressourcer.
- Je ferais du sport même si je déteste cela et que c'est une notion abstraite.
- Je renforcerais mon corps et mon esprit en l'oxygénant (méditation, yoga…).
- J'apprendrais à flâner dehors pour bronzer.
- Je mangerais en connaissant mes besoins et en prenant plaisir.

Faites-vous plaisir chaque jour en intégrant les moments de détente dans votre agenda. Savourez ces instants uniques en acceptant de se poser pour vivre dans la joie ou la plénitude, une période de plaisir. Apportez des petits changements à vos habitudes : allez au cinéma au lieu de rester sur le canapé. Variez les plaisirs. Cette façon de rompre avec vos habitudes stimulera votre attention au présent.

4 AYEZ CONFIANCE EN VOUS POUR TROUVER LE BON ÉQUILIBRE

4   AYEZ CONFIANCE EN VOUS

4.1   LE STRESS, UN FLÉAU

On a souvent l'impression qu'on ne peut pas échapper au stress. Tout le monde est confronté et on l'accepte sans se rendre compte des conséquences sur notre organisme. Le stress physique ou psychologique se manifeste selon les personnalités. Il pourrit la vie. Le stress est indéniablement à l'origine de nombre de douleurs sur le long terme. À la longue des symptômes associés aux troubles de l'humeur peuvent apparaître. L'excès de cortisol engendre de nombreux signes.

- Dépression
- Irritabilité
- Mal être
- Anxiété
- Tensions musculaires
- Perturbations digestives
- Trouble du sommeil
- Prise de poids
- Accélération du vieillissement cellulaire…

Prenez le temps de réfléchir… Le système nerveux parle, écoutez-le. Agissez de manière efficace et naturelle sur le stress par le biais de l'activité physique, la relaxation, la nutrition…Souvent la fatigue est révélatrice d'une carence en fer…

Le stress engendre des réactions physiologiques. Il peut s'agir d'un évènement angoissant (perte d'emploi) ou voir positif (naissance). Tout changement quel qu'il soit engendre des conséquences sur notre organisme. Trop de stress épuise les réserves de l'organisme en adrénaline et on se retrouve rapidement épuisé. Il provoque également des déficits nutritionnels comme certains acides aminés, du calcium, du magnésium, des vitamines B et de la vitamine C. On comprend mieux qu'il faut avoir conscience de son corps et de ses signaux pour diminuer le niveau de stress, le taux de cortisol et de graisse.

ATTENTION, L'HYGIÈNE DE VIE EST PRIMORDIALE

Pour une vie plus saine et sereine, essayez de délaisser ou de réduire dans votre quotidien la nourriture transformée au profit du frais. Équilibrez votre alimentation. Évitez autant que possible les sucres rapides, les gras saturés, le sel, les fast-foods, la nourriture industrielle et les boissons énergisantes. Cela permettra de ne pas surcharger les organes de la fonction digestive. Que soient remerciés les insidieux ennemis de notre santé.

- Les colorants
- Les émulsifiants
- Les conservateurs
- La stérilisation à outrance
- La congélation excessive

Merci à ces atteintes à notre santé, à notre vie, à notre descendance. Tous ces facteurs sont liés à notre consommation excessive de prix bas.

Cuisinez est une belle façon de partager un bon moment et l'occasion de réduire votre stress. De nombreuses recettes sont possibles en un laps de temps réduit. On prend plaisir en écoutant de la musique.

On se fait plaisir. Prenez conscience que le corps doit être nourri, mais l'esprit aussi a besoin de nourriture.

Mais de bonnes ! Délaisser son corps est mauvais pour la tête et le moral. On récolte ce que l'on sème un jour ou l'autre.

On ne peut plus se fier à notre goût pour savoir ce qui est bon à manger. Les exhausteurs de saveurs nous font avaler n'importe quoi. Goûter, éduquer votre goût, vos choix sont sans doute différents des autres. Et alors ! Prenez soin de vos achats alimentaires, allez chez les producteurs locaux, les herboristes… Et éliminez vos calories par l'effort physique.

Le repos et la détente permettent de passer par le corps pour atteindre l'esprit. Gardez en tête que la convivialité et les instants de bonheur qui l'accompagnent améliorent notre santé mentale. Il s'agit de retrouver un équilibre corps-esprit. Ne vous fiez pas à votre goût. La solution est simple, c'est d'arrêter une consommation qui vous conduit droit dans le mur. Il est temps de changer vos habitudes. C'est encore possible. Restez en forme ! Replacez l'alimentation au centre de vos priorités, c'est crucial. C'est à vous de composer vos menus suivant votre goût. Apprivoisez vos frustrations. Ne vous imposez pas trop de restrictions. Il faut réguler sa gourmandise et déculpabiliser.

PRENEZ DE BONNES RESOLUTIONS : MOINS DE SUCRE BLANC (LA SACCHAROSE)

Plus l'IG (Indice Glycémique) est élevé, plus il favorise des pics glycémiques, des sécrétions d'insuline et ainsi les hypoglycémies réactionnelles. Et ces dernières entraînent fatigue, irritabilité, angoisse et mauvaise gestion du stress. Intéressez-vous aux aliments antistress.

- Les légumes
- Les légumineuses
- Les fruits frais et secs
- Les céréales complètes
- Les œufs
- Les oléagineux
- Les poissons
- Les fruits de mer
- Les crustacés
- La viande blanche
- Les huiles
- Le thé vert ou noir
- Le chocolat noir intense
- Le curcuma et le poivre noir

Si vous craquez à un moment ou à un autre, ce n'est pas grave. On passe tous par là. Il nous apaise et c'est réconfortant. On se déculpabilise, on fera mieux demain. On n'arrive jamais à rien sans plaisir, sans amusement. N'oubliez pas, le plaisir est vital et nécessaire. Les sucres lents augmentent la glycémie plus lentement que le glucose et fournissent les conditions optimales pour des efforts mentaux prolongés. Chouchoutez vos papilles. Mettez fruits frais ou secs (raisins) dans vos yaourts nature... Concoctez vos desserts à moindre richesse calorique. Notre sucre sanguin est le baromètre de notre bonne santé. Une alimentation trop riche en sucre entraîne diabète et obésité. Alors pourquoi sucrer, il est dépourvu de tout intérêt nutritionnel.

Choisissez ceux riches en nutriments avec un indice glycémique bas.

- Le miel
- Le sucre d'érable
- Le sirop d'agave
- Le sucre de coco...

4.2 UNE CURE DE VITAMINES !

Adoptez un mode de vie plus en accord avec vos principes si vous voulez des effets réels. Soyez plus proche de la nature en piochant dans les saisons. Comment donnez toutes ses chances ?

Vive les vitamines ! Elles sont indispensables au fonctionnement de l'organisme. On garde le moral en les retrouvant dans l'alimentation. Autorisez-vous à manger simple et bon. Les vitamines sont des substances que notre organisme n'est pas capable de fabriquer. Pour cette raison, elles doivent être contenues dans notre alimentation. Elles sont communément désignées par certaines lettres de l'alphabet.

- *Rétinol ou Vitamine A*

Antioxydante, elle est importante pour la peau, les os, les dents…Elle nous rend belle et on a un teint de pêche. Contenue surtout dans le foie des animaux ainsi que dans le beurre et le jaune d'œuf, dans le lait et les petits pois. Faites-vous plaisir avec les huîtres, les patates douces, le chou, les framboises, le fromage, le lait entier…

Les vitamines du groupe B sont des substances appelées B1, B2, B12, PP, H, acide folique, etc… Elles se trouvent dans le son des céréales, dans la viande et dans les légumes verts. Elles servent au bon fonctionnement du système nerveux et à la formation des globules.

- *Thiamine ou Vitamine B1*

On garde la tête sur les épaules (énergie et mémoire) et cela fonctionne car elle agit sur le système nerveux. On ne lésine pas sur les graines, les volailles, les poissons, les légumes secs, les flocons d'avoine, le riz complet, le pain complet, la levure de bière, la viande de porc…

- **_Riboflavine ou Vitamine B2_**

C'est une vitamine appréciée car elle lutte contre le stress oxydatif et permet en outre d'assimiler les protides, les lipides et les glucides. On la retrouve dans les abats, les noix, les laitages, les œufs, le poisson, les champignons…

- **_Niacine (PP) ou Vitamine B3_**

Elle agit sur notre libido en produisant des globules rouges. Consommez les arachides, les céréales, les amandes, les légumes secs, le foie, les œufs, la viande et le poisson…

- *Acide pantothénique ou Vitamine B5*

Elle préserve notre système nerveux et c'est un anti-stress naturel. Quoi de mieux ! Vive les lentilles, les graines de tournesol, les céréales, les champignons, les noix, la levure, le soja…

- *Pyridoxine ou Vitamine B6*

On garde le moral avec elle. Elle renforce notre système immunitaire. Ne vous privez pas. On mange des bananes, des avocats, de la levure, des graines de tournesol, des céréales germées, des œufs, des produits laitiers…

- *Biotine (H) ou Vitamine B8*

Elle nous rend belle (cheveux, ongles, peau) et en forme. Mangez sans modération les sardines, le chou - fleur, les légumes secs, les céréales, les noix, les bananes, le jaune d'œuf, la levure, les champignons, etc…

- *Acide folique ou Vitamine B9*

Combinez-la avec la Vitamine B12, indispensable pour les femmes enceintes. Elle est essentielle au système nerveux / immunitaire et aux globules rouges. Bénéficiez des pouvoirs des légumes vert foncé, des fruits et des légumes orange, le riz, la levure, le soja, le germe de blé, le lait, les œufs…

- *Cobalamine ou Vitamine B12*

Votre système nerveux et psychologique la remercie. Le fœtus des jeunes mamans l'apprécie. Ne vous privez pas de la viande, des œufs, le lait…

- *Acide ascorbique ou Vitamine C*

Elle est nécessaire à la formation des os et augmente la résistance du corps aux maladies microbiennes et à la fatigue. Une alliée bonne mine, renforce nos défenses et antioxydant. Idéal contre le blues hivernal, la fatigue et permet d'être plus performant. Mangez les fruits (le cassis, la goyave, l'orange, le citron, le kiwi, les fraises…) et les légumes (le persil, le poivron rouge, les choux, les épinards…) à volonté. Le persil facilite l'absorption du fer par l'organisme. Le citron nettoie le foie, contient des flavonoïdes, antioxydants, a des propriétés antivirales et antibactériennes.

- *Calciférol ou Vitamine D*

Elle consolide nos os et nos dents. Elle lutte contre certains virus. Elle favorise l'accrétion du calcium sur les protéines de l'os (les épinards, les produits laitiers). On la retrouve dans les poissons gras, les boissons au soja… Aérez-vous tous les jours ! Elle est produite par notre organisme sous l'action des rayons du soleil à partir des substances contenues dans la peau et provenant du beurre, du lait et des œufs. Sa carence provoque le rachitisme.

- *Tocophérol ou Vitamine E*

La Vitamine anti-âge et antioxydante. Elle est utilisée dans les traitements préventifs : arthrose, rhumatismes, cataracte, Alzheimer… On ne se prive pas des huiles (huile de germe de blé, huile de tournesol), du jaune d'œuf, des amandes, des noisettes, des arachides, des avocats.

- *Vitamine A*

Pas d'impasse sur cette Vitamine qui renforce les os et coagule le sang. On la retrouve dans les aliments lactofermentés, le persil, les épinards, la laitue, les choux…

4.3   UN ESPRIT VIF !

Les minéraux et les oligo-éléments sont indispensables et bénéfiques pour notre corps.

- *Les acides gras*

  À consommer en quantité raisonnable : le beurre, la viande, la charcuterie, le fromage, les huiles végétales, les poissons gras, les fruits secs, le soja, les épinards…

- *Les oméga 3 et les oméga 6*

  Sont aussi des acides gras complémentaires, anti-inflammatoires. On ne le retrouve que dans notre assiette. Notre corps ne les synthétise pas. Vous savez ce qui vous reste à faire. Consommez les huiles végétales, les poissons gras, le foie de morue, les épinards, les noisettes…

- *Le calcium*

  Il est essentiel pour nos os, nos dents, nos muscles, notre cœur. Les produits laitiers, les eaux minérales, les poissons, les légumes (le chou, le brocoli, le cresson, le persil), les fruits secs…

- *Le phosphore*

  Les graines, les sardines, les lentilles, les produits laitiers, la volaille, les poissons, les coquillages, le chocolat…

- *Le fer*

  Le fer transporte l'oxygène. Il est nécessaire pour brûler les sucres et fournir l'énergie. La viande rouge, le boudin noir, le vin rouge avec modération, les graines, les épinards, les lentilles, le cresson, les germes, les fruits secs, les flageolets, le tofu, la levure… Associez les fruits et les légumes avec la Vitamine C pour améliorer l'absorption.

- *Le magnésium*

  Il fournit l'énergie face au stress, anti-inflammatoire. On le retrouve dans les céréales, les fruits secs, le chocolat noir, les germes de blé… Combinez-le avec la Vitamine B6.

- *Le potassium*

  Les fruits, les légumes frais, les haricots blancs, les épinards, l'eau de coco…

- *Le sodium*

  Le sel est simplement à modérer. Ne le supprimez pas. La sauce soja, le miso…

- *Le zinc*

  Antioxydant, bon pour la concentration et la mémoire. Les graines (germes de blé, pavot), les huîtres, les fruits secs, la viande, les œufs, le pain complet, le lait, le fromage…

- *Le sélénium*

Un antioxydant, un anti-stress, le sélénium influence le système immunitaire. Combinez-le avec la Vitamine E. Privilégiez certains aliments : les harengs, le thon, les huîtres, les palourdes, les œufs, les noix du Brésil, les tomates, les choux, les brocolis, les oignons, l'ail, les champignons…Si vous avez des problèmes d'allergies solaires, prenez-en chaque jour, un mois avant le départ jusqu'à la fin de l'exposition. Et oui, préparer sa peau demande du temps.

Points essentiels

Mangez sainement en surveillant les quantités et prenez votre temps. La mastication est obligatoire, c'est un processus important pour la satiété et la digestion. Pour rester en forme, il n'y a pas de secret : manger équilibré en respectant la pyramide alimentaire. Ainsi notre organisme trouve dans la nourriture principalement de l'eau, des sels minéraux et les trois groupes organiques (glucides, lipides, protéines).

5 ÉTAT D'ESPRIT

5   ÉTAT D'ESPRIT

5.1   DE BONNES HABITUDES

Ne vous lancez jamais dans le jeûne sans réflexion, ça se prépare. En buvant des bouillons, des tisanes, vous effectuez des rituels énergisants et revitalisants. Une façon simple d'apporter optimisme et bonheur dans son quotidien. Les plantes sèches doivent être mises à l'abri de l'humidité dans des boîtes en fer afin d'éviter qu'elles ne soient colonisées par des moisissures. Les plantes et les herbes sont nos meilleures amies.

La médecine naturelle n'est pas sans danger ?

La phytothérapie n'est pas dénuée de danger pour qui ne sait pas l'utiliser. Savez-vous qu'une tasse de digitale peut tuer un homme. N'hésitez pas à demander conseil à votre pharmacien, il a le diplôme d'herboriste. Évitez d'acheter des plantes sur Internet. N'ayez pas la main lourde sur les doses. Pas d'excès.

BOUILLONS DE LÉGUMES

Les bouillons de légumes présentent de remarquables qualités nutritionnelles. Pour une alimentation riche en oligo-éléments, une règle simple est de toujours utiliser des aliments bio et de les cuire dans deux litres d'eau ce qui vous fournira environ six à huit bols. Le temps de cuisson est de 25 à 45 minutes pour que l'eau de cuisson récupère les saveurs et les vitamines présents dans vos légumes. Filtrez sans trop presser les légumes si vous voulez un bouillon clair. Réservez les légumes au congélateur en cas de jeûne. Un moyen pour ne pas gaspiller inutilement de la nourriture.

Voici quelques exemples d'aliments que vous pouvez utiliser afin d'agrémenter vos préparations : le cèleri, la carotte, la courgette, le fenouil, le poireau, l'aubergine, le navet, le chou, les épinards, l'artichaut, l'échalote, etc…C'est là le secret de la remise en forme.

- *L'oignon*

  Une plante vivace originaire d'Asie. L'action diurétique porte sur l'élimination du chlorure de sodium. Il soutient l'action du pancréas, il draine le foie. La cuisson le rend précieux contre la toux et la constipation…Soignez-vous aux petits oignons ! 100g d'oignons correspondant à 50 calories.

- *Le poireau*

C'est l'un de nos légumes les plus populaires. C'est un anti-inflammatoire des muqueuses. C'est un bon moyen contre les extinctions de voix, la toux… Il a une action salutaire sur l'intestin, c'est un régulateur de la flore intestinale. Il n'y a rien de meilleur qu'une bonne botte de poireaux !

- *Le thym*

Antispasmodique, antiseptique puissant, il lutte contre les douleurs de l'estomac, stimule les fonctions circulatoires, régule la flore intestinale et tonique des centres nerveux. Il chasse les gaz, empêche les fermentations et stimule l'appétit. C'est bon pour le rhume, le mal de gorge et la fièvre car le thym élimine les toxines de l'organisme en favorisant la transpiration…

- *Le fenouil*

  On le nomme « anis doux ». Il calme les maux
  d'estomac, diurétique et ouvre l'appétit. C'est
  excellent de le consommer pour ses vertus digestives.
  Riche en Vitamine A et en Vitamine C.

- *Les carottes*

  Un puissant antidiarrhéique, les carottes cicatrisent
  les muqueuses et soutiennent le pancréas. Contribuent
  à la multiplication des globules rouges d'où le teint
  frais. Le carotène joue un rôle important sur le plan
  de la vue. C'est un excellent coupe faim, pour qui
  veut modérer son appétit. Idéal en apéros.

- *Le laurier*

  Un divin aromate qui aide à digérer, il est anti fatigue
  et diurétique.

- *Le romarin*

  Draine le foie, anti-infectieux, anti-inflammatoire et
  diurétique.

- *Le persil*

  Riche en fer, en calcium, en Vitamine A et C et diurétique. C'est bon pour la digestion, indispensable à l'équilibre de l'organisme.

- *Le céleri*

  Un anti-inflammatoire et un diurétique.

Recette

Faites bouillir dans 2 litres d'eau pendant une heure à feux doux (2 navets, 2 carottes, 2 poireaux). Ce bouillon permet de renouveler le sang, utile pour les crises de foie, indigestion. Idéal après les purges.

JUS ET LEURS VERTUS

- Pensez à *l'eau de coco*

  Il renforce le système immunitaire. Après une activité physique, un verre suffit pour donner un coup de fouet.

- *Le citron*

  Il est magique pour ses propriétés odorantes et bactéricides. Il nettoie le foie. Une crise d'angoisse, un mal de gorge, des difficultés à digérer peut se résoudre à l'aide d'un citron chaud.

Grog au citron sans alcool

Un citron coupé en deux avec un bâton de cannelle dans une casserole avec trois tasses d'eau. Faites bouillir 15min. Écrasez le citron, filtrez et buvez. Vous pouvez également y ajouter 1 cuillère à café de thym et trois clous de girofle. Ça requinque.

JAMAIS SANS MA TISANE

Faites votre cocooning… Pour vous chouchoutez, faites des infusions, elles sont bénéfiques pour un équilibre entre corps et esprit. Savourez les infusions, elles nous aident à accueillir nos baisses de moral avec confiance. Elles deviennent des alliés d'une alimentation quotidienne saine et équilibrée. Utilisez les plantes aromatiques et médicinales. Si les effets des plantes restent moins spectaculaires dans l'heure qui suit leur prise, ils sont beaucoup plus respectueux de la physiologie, et n'engendrent, en règle générale, pas d'accoutumance et peu d'effets secondaires.

Boire une tisane le soir est une bonne habitude à prendre : drainante, calmante, anti-migraine, détoxifiante…

- *Le ginseng*

  Fortifie les défenses naturelles, vient en renfort des organismes fatigués et permet de surmonter plus facilement les périodes de stress. Il aide à augmenter la concentration et le bien-être en général.

- *Les feuilles de ronce*

  Sont indiquées pour toutes les infections ORL et pulmonaires.

- *Les fleurs de primevères*

  Sont recommandées si vous souffrez des sinus. Dans ce cas, pensez également à consommer du radis noir.

- *La racine de gingembre*

  Tonique, stimulante, tonifie ainsi que votre libido.

- *La cannelle*

  Un excellent tonique général, antibactérien, antiviral, antiparasitaire, vous protège des infections hivernales.

- *La camomille.*

  Rétablit le PH de notre corps, calmante, idéale pour trouver le sommeil.

INFUSIONS DE PLANTES

La médecine naturelle permet : prévenir vaut mieux que guérir. C'est efficace pour lutter contre les troubles chroniques. Foie, estomac, intestins ne se font pas faute de signaler les erreurs dont ils sont victimes. Ils possèdent un langage que vous devez écouter et savoir interpréter.

- Aider votre organisme à mieux s'adapter aux changements de saison.
- De réguler le corps humain.
- Détoxiner l'organisme en drainant les organes.
- De reminéraliser l'organisme.

POUR LE FOIE

- *Le bouleau*

  Aide à dissoudre les calculs biliaires et très bon diurétique. 50 grammes de ses fleurs séchées dans un litre d'eau à faire bouillir environ trois minutes. À boire entre vos repas à raison de trois ou quatre tasses.

- *La carotte*

  Elle est bénéfique en jus, stimule le foie et la vésicule. Pour une meilleure action, elle se boit à jeun.

- *Le chêne*

  Il soulage la cirrhose, environ 30 grammes de ses feuilles sèches dans un litre d'eau en infusion.

- *Le citron*

Dans un litre d'eau, faire bouillir un citron non traité et découpé en rondelle. À boire sans modération tout au long de la journée.

- *La laitue*

Les anciens en buvaient l'eau de cuisson, afin d'entretenir le foie. À boire entre les repas. Mangez une salade le soir au dîner et votre nuit sera meilleure. Dame laitue est riches de Vitamines (A, B, C, E) et de sels minéraux.

- *Le romarin*

Fait merveille, connu pour ses propriétés antiseptiques. Soigne les douleurs du foie, en infusion, environ 50 grammes de ses branches à faire bouillir dans un litre d'eau. À boire entre les repas et dès le réveil.

- *L'olivier*

  L'huile d'olive vierge est depuis longtemps utilisée pour ses bienfaits sur le foie à raison d'une cuillère à soupe au réveil et avant le coucher. Pour la tension, faites bouillir des feuilles d'olivier.

POUR LES INTESTINS

- ### *Le basilic*

  Lutte contre la constipation et aide à la digestion, préparer quelques feuilles fraîches ou sèches en infusion et boire avant le coucher.

- ### *Le cassis*

  Le tanin que contient ses feuilles est capable d'un grand secours dans les cas de diarrhée chronique. Antirhumatismal, élimination, circulation sanguine.

- ### *Le coquelicot*

  Soulage la colique à raison de 10 grammes à faire infuser dans un litre d'eau. À boire entre les repas et au coucher pour une meilleure nuit de sommeil.

- *Le fenouil*

Contre les gaz, faire infuser environ trente grammes de ses graines dans un litre d'eau, à boire après chaque repas.

- *Le liseron*

Ses feuilles séchées absorbées en infusion dans une tasse donnent de légers effets laxatifs.

- *La myrtille*

Les baies de cette arbre consommées fraîches ou sèches sont un atout pour une digestion agréable. Une dizaine de baies après chaque repas et avant le coucher.

- *L'ortie*

Antihémorragique intestinal à boire en infusion avant chaque repas. Contient du fer, peut aider en cas d'anémie. Equilibre le PH, stimule la vitalité et élimine les toxines.

- *Le poireau*

Le bouillon de ce légume est un très bon atout pour le transit intestinal. Utilisé et connu comme tel depuis plusieurs siècles. Riche en soufre, il est recommandé dans les cas de constipation.

- *Le rosier*

Ses feuilles ont un effet positif contre les diarrhées et la dysenterie. Pas plus de trois tasses par jour à raison d'une quarantaine de grammes de feuilles sèches, bouillies et infusées quelques minutes dans un litre d'eau.

POUR LES VOIES URINAIRES

- *L'aubépine*

En infusion, c'est un soulagement contre les calculs urinaires. Quatre tasses par jour avec pour chacune d'elles une cuillère à café de fleurs sèches.

- *La bruyère*

Diurétique et antiseptique des voies urinaires. Elle soigne aussi la cystite. Utiliser 30 grammes de fleurs sèches dans un litre d'eau à faire bouillir jusqu'aux deux tiers de réduction, à boire dans la journée par petites tasses.

- *Le cerisier*

Les queues de belles cerises rouges en décoction pourront soulager les voies urinaires et favoriser l'action diurétique. Faire tremper toute une nuit environ cinquante grammes de queues dans un litre d'eau puis faire bouillir dix minutes. Pas plus de quatre tasses par jour.

- *Le frêne*

Contre les calculs et doté de bienfaits amaigrissant, le frêne est utilisé depuis le XVI siècle en infusion. Avec une quarantaine de grammes de feuilles sèches dans un litre d'eau à boire tout au long de la journée.

- *Le maïs*

Puissant diurétique, ses barbes sèches bouillies à raison de trente grammes dans un litre d'eau pendant cinq minutes puis infusées un bon quart d'heure à boire entre les repas par petites doses.

- *L'oignon*

Soulage la cystite, dans un verre de vin, mixer un oignon entier, ajouter un peu de sucre ou de miel. Boire dans la journée à petites doses.

- *Le pissenlit*

Excellent diurétique comme son nom le précise, il lutte efficacement contre la cellulite, affine la silhouette et calme les articulations douloureuses.

Faire infuser une cinquantaine de grammes de feuilles sèches ou fraîches dans un litre d'eau, à boire dans la journée jusqu'à six tasses.

- *La verveine*

Contre la cellulite, elle lutte contre la rétention d'eau de manière efficace. Infuser une bonne cinquantaine de grammes dans un litre d'eau, à boire tout au long de la journée.

ÊTRE BIENVEILLANT AVEC SOI-MÊME

La bienveillance permet de se protéger des souffrances inutiles.

5.2   SE DÉCULPABILISER POUR L'ESPRIT

Mettez toujours de la distance entre vous et la culpabilité. Comprenez que personne n'est parfait. Reconnaissez simplement la nature humaine a ses faiblesses. Comme vous. Nous avons tous une part d'ombre. Assumez-vous comme vous êtes ! Continuez et répétez-le. Pour être en forme : il faut déculpabiliser.

L'aromathérapie

Le lâcher-prise est source d'agacements et de frustrations. La gestion des émotions et du stress avec les huiles essentielles permet d'apaiser le corps et l'esprit. Reproduisez chez vous une impression de détente, de calme et de bien-être en purifiant l'intérieur de votre maison. Il s'agit de s'offrir un doux moment de calme pour relâcher les tensions de la journée et profitez des bienfaits des huiles essentielles. Les huiles essentielles agissent sur le système nerveux central.

Avertissement

L'important est de respecter leur mode d'utilisation. N'hésitez pas à demander conseil au pharmacien lors de l'achat. Il faut être conseillé pour faire le bon choix. C'est extrêmement puissant car très concentré. Donc potentiellement dangereux si les doses ne sont pas respectées. Il convient de les conserver dans leur flacon d'origine à l'abri de la lumière et surtout bien fermé. Ce sont des produits hautement volatils. En théorie, une huile essentielle se garde très longtemps. Surtout ne pas les appliquer directement sur la peau avant une exposition au soleil, sinon des tâches indélébiles apparaitront. Les huiles essentielles peuvent être caustiques pour la peau. Le secret est de diluer à 10% dans une huile de massage soit une goutte d'huile essentielle.

QUELQUES HUILES ESSENTIELLES

- *Le basilic*

  Est utilisé pour le bain et le massage en cas d'anxiété, d'insomnies, des troubles intestinaux. Stimulante, tonique cérébral.

- *La camomille*

  Calmante et sédative. À utiliser en cas de stress et de choc émotionnel. Mettez trois gouttes sur le plexus solaire.

- *L'eucalyptus*

  Peut-être inhalé en cas de perte d'énergie, fait des miracles ! L'eucalyptus aide à lutter contre les agressions infectieuses et permet une meilleure adaptation aux changements de rythme. Il est idéal pour assainir la chambre d'un malade. C'est un puissant antiseptique des voies ORL et pulmonaires.

- *Le géranium*

Utile contre le stress et l'anxiété.

- *La lavande*

Est souvent liée à la fraîcheur et aux vacances : un effet protecteur. Elle améliore l'humeur. Mettez quelques gouttes sur la taie d'oreiller en cas de troubles du sommeil pour un sommeil paisible et réparateur. Apaisante, relaxante et sédative. En plus de son effet relaxant, c'est un antiseptique des voies ORL, anti-inflammatoire, expectorante. Elle fait fuir les parasites comme les poux… Un parfum idéal pour la rentrée des classes et pour le mal des transports !

- *Une huile d'agrume*

La bergamote, le citron ou le pamplemousse, possède une action rafraîchissante. Apaisante, calmante et sédative. À diffuser dans toutes les pièces.

La mandarine est relaxante, idéal contre les insomnies et les angoisses.

L'oranger rééquilibre le système nerveux et améliore l'endormissement.

- *Le laurier*

Régule le système nerveux et bénéfique contre l'anxiété. Il a des vertus digestives, stimule les estomacs paresseux.

- *La marjolaine*

Régulatrice du système nerveux, elle possède des propriétés anxiolytiques, antispasmodiques. La marjolaine améliore le sommeil.

- *Le romarin*

Stimule votre respiration, joue un rôle dynamisant, accroît votre concentration et votre vigilance (action tonique).

Pour purifier l'air d'une pièce, faites évaporer du citron, de la sauge ou de l'eucalyptus dans un petit diffuseur de parfums. L'odeur vous replace dans le moment présent et influence vos émotions. Car notre odorat est relié au système limbique de notre cerveau, où siègent notre mémoire et nos émotions.

Pour apprécier, concentrez-vous sur votre respiration : ralentissez-la, inspirez et expirez lentement et profondément. N'oubliez pas de demander conseils à un pharmacien herboriste pour connaître les vertus des plantes oubliées. Pensez aussi à aérer vos intérieurs, toutes fenêtres ouvertes, au moins 1h par jour.

LE BAIN

La chaleur dilate les vaisseaux sanguins. Le sang arrive plus facilement aux cellules et leur apporte de l'oxygène frais. Les pores de la peau s'ouvrent, de sorte que les déchets peuvent s'évacuer avec la sueur. Dans le bain, n'oubliez pas d'alterner le chaud et le froid qui tonifie le corps. Terminez toujours par le froid. Le froid referme vos pores et met ainsi un terme à la transpiration. Vous êtes revigoré et détendu. Vous êtes prêt pour (ré) attaquer la journée.

Vous pouvez également utiliser l'encens.

Savez-vous

Vous pouvez avant d'aller dîner, prendre une douche froide en début de soirée. Commencez toujours par le bas. Détente optimale assurée. C'est radical mais cette fraîcheur libère des endorphines et chasse l'anxiété et le stress.

6   LA SANTÉ ÉMOTIONNELLE ET BIEN-ÊTRE PHYSIQUE VONT DE PAIR

C'est le fruit d'un travail, il n'y a pas de hasard.

6 LA SANTÉ ÉMOTIONNELLE ET BIEN-ÊTRE PHYSIQUE

6.1 À L'ÉCOUTE DE SOI, ÉVEILLER VOS SENS

En dépit de la fatigue de la journée, bougez. Notez-les activités et le temps que vous y consacrez. On a quelquefois des surprises en faisant cet exercice. Prenez conscience que votre esprit et votre imagination est le plus bel endroit au monde, prenez le temps pour le décorer de vos souhaits et de vos pensées bienveillantes à votre égard. L'écoute de soi est une étape indispensable pour recharger le corps et chasser la fatigue physique et mentale. L'objectif est de prendre du recul aux situations susceptibles de créer un stress. Il faut adopter des techniques ou modifier des habitudes. Faites ce que vous ne faites plus depuis longtemps.

- *Les clés du bien-être pour ralentir*

Dégagez du temps pour le consacrer à ce que vous préférez faire. Pratiquez des activités, des loisirs. Évitez absolument la sédentarité, ménagez des moments. Bougez ! Profitez des bienfaits. N'oubliez pas de prendre la vie comme elle vient, avec l'esprit ouvert. Être dans le moment présent est indispensable pour mieux apprécier les choses. Relativiser les épreuves les plus douloureuses. Les problèmes de la vie nous aident à grandir.

- *Instituer des rituels*

Les rituels structurent le temps. Fixez un but. Mieux vaut se lever du bon pied. N'hésitez pas ! Profitez de ce moment de détente et de tranquillité. Voici des exemples pour vous mettre dans un état propice :
  o Faire de l'exercice physique dès le lever.
  o Vous faire masser.
  o Allez flâner tous les samedis matin.
  o Jouez avec votre animal de compagnie…

- ***Improviser***

Laissez place à la spontanéité et au hasard. Saisissez les occasions de pratiquer une nouvelle activité. Accueillez les évènements inattendus et imprévus, cela vous apporte un vent de liberté. Sortez de la routine !

S'OCTROYER DU TEMPS LIBRE

RELÂCHER LA PRESSION

SE LIBÉRER DES TENSIONS

Investissez votre énergie dans des projets qui vous tiennent à cœur.

6.2   GARDEZ DU TEMPS RIEN QUE POUR VOUS

Prévoyez un créneau dans votre agenda rien que pour vous. Faites ce que vous voulez : lecture, sport, massage, cours de sculpture, spectacle, association... En effet soyez égoïste, c'est une soupape de sécurité qui vous aidera à mieux gérer votre stress sans en faire pâtir votre entourage.

L'ART DE LA SIESTE « FARNIENTE »

La sieste ne doit jamais dépasser quinze à vingt minutes. La sieste peut s'avérer un frein à l'endormissement le soir. Il faut comprendre que ce n'est pas une perte de temps. Il s'agit simplement d'un moment de relaxation pour soi en prenant simplement le temps de rêvasser. Vous pouvez vous remémorez un moment agréable. Ne culpabilisez pas de céder au plaisir d'une petite sieste. Votre activité cérébrale sera plus importante. Un moment d'oisiveté, un état de détente simplement... Ça requinque.

LE SOMMEIL

Le conseil pour rayonner de bonheur : dormir fait des miracles. Il n'y a rien de mieux pour vous mettre de bonne humeur qu'une nuit d'un sommeil profond et de qualité. Les conditions d'un bon sommeil sont la régularité. Reprenez un rythme de sommeil correspondant à celui du travail. C'est en dormant que l'organisme récupère et recharge ses batteries. Il faut à votre organisme au moins 20 minutes pour fabriquer vos hypnotiques qui vous aideront à rentrer dans le sommeil. Il faut dormir suffisamment.

Quelques règles de bon sens pour avoir une bonne hygiène de sommeil.

- Faites-en sorte d'avoir huit heures de sommeil par jour.
- Se coucher et se lever chaque jour à la même heure.
- Arrêter la télévision dans la chambre.
- Évitez les surstimulations…Çà ne fait bon ménage avec le sommeil.
- Dans les quatre heures avant le coucher : pas d'alcool, de tabac ou de caféine.
- Ne vous couchez pas en colère.

Le manque de sommeil prédispose à une plus grande réactivité au stress et entraîne fatigue, irritabilité, baisse de vigilance, crises émotionnelles, moral en berne, humeur variable et troubles de la mémoire. Pour trouver le sommeil, buvez une tisane de passiflore et de mélisse le soir. La passiflore calme les angoisses, réduit les palpitations, tranquillisante et sédative. Elle permet de lutter contre l'agitation, la nervosité, l'hyperémotivité et employée dans les cas d'insomnies.

Alors détendez-vous ! Çà relaxe ! Le tilleul favorise l'endormissement, utilisé contre les troubles mineurs du sommeil, l'anxiété et la fatigue nerveuse. Pensez également aux infusions de feuilles de cassis associées au citron avec un peu de cannelle. Çà réchauffe !

Le manque de soleil, la luminothérapie peut vous aider contre la déprime saisonnière. Ça donne la pêche contre le blues hivernal. Pour compenser le manque de vitamine D, mangez des poissons gras.

BOUGEZ... LE SYSTÈME HORMONAL

Pratiquer une activité physique 20min, 3 fois par semaine. Cette pratique régulière permet d'obtenir un effet durable sur la partie du cerveau qui module l'humeur. Ainsi des antidouleurs naturels sont sécrétés dans le cerveau et des endorphines sont libérées dans l'organisme. Les substances libérées agissent directement sur l'état d'esprit car elles provoquent des pensées positives et un état euphorique. Une demi-heure de marche, de vélo ou de natation améliore votre humeur et votre concentration. Il s'agit de réconcilier le corps et l'esprit. C'est efficace pour conserver une bonne forme physique et morale. Allez-y transpirer. Dites adieu aux toxines. Le jeûne fait bon ménage avec l'activité physique « La marche ». C'est la meilleure amie de votre mémoire. L'activité physique est le premier facteur impliqué dans le maintien et l'entretien des capacités cérébrales en stimulant nos neurones. Prenez les escaliers... Faites du sport ! Le cœur est un muscle à préserver et à entretenir. Il se renforce avec l'activité physique. Faites de l'exercice. Allez au-delà de votre routine quotidienne. N'oubliez pas les étirements : nuque, épaules, dos, jambes car les muscles se raidissent.

RETOUR À LA NATURE

Après la période hivernale, notre connexion avec la nature est souvent brisée voire inexistante. On vit souvent enfermé entre quatre murs. Prenez l'air ! S'aérer, c'est bon pour le moral, la respiration et aussi les jambes légères ! L'absence de la lumière du soleil perturbe notre horloge biologique. La lumière permet de sécréter de la sérotonine et de la vitamine D, qui peuvent aider à prévenir de la dépression. La vitamine D est fabriquée par photosynthèse. Exposez-vous 20 min par jour toute l'année ! Il est temps de sortir le bout de son nez pour profiter des premiers rayons de soleil. Aérez-vous ! Vous œuvrez à synchroniser votre sommeil et vous diminuez les risques de calcification osseuse.

Improvisez des escapades dans votre agenda. Allez à la rencontre de la nature, elle est génératrice de sérénité et d'espace. Marchez tranquillement en vous laissant gagner par la tranquillité des lieux. Vous éliminez les toxines. Prenez le temps pour explorer, empruntez les sentiers, croisez des promeneurs, prenez des photos, pique-niquer sous les arbres, faites des randonnées dans les bois... Ça fait des miracles. Nos poumons méritent d'être libérés. Respirez lentement et profondément.

Libérez l'émotionnel. Lorsque nous sommes absorbés par ce que l'on fait, notre tension artérielle baisse. Soyez attentif aux choses qui vous entourent : aux chuchotements du vent, aux bruissements des feuilles. Fermez les yeux et écoutez les murmures. Faites le vide pour trouver l'apaisement. Écoutez vraiment, cela demande de suspendre nos jugements en étant attentif et ouvert.

L'attention embellit tout. Oubliez votre montre. Abandonnez-vous à la beauté des lieux. Il faut mettre vos soucis de côté. Cette solitude est salutaire pour le corps et l'esprit. Vous pouvez choisir de vous arrêter un moment pour admirer les détails du lieu ou poursuivre votre marche. À mesure que vous avancez, vous vous sentez plus libre et en harmonie avec la nature. La confrontation avec soi-même est essentielle. Soyez conscient du moment présent. Déconnectez-vous et profitez...Laissez votre esprit vagabondait en regardant au loin et vos pensées, sans personne pour l'interrompre. Vous ressentirez bien davantage en retrouvant cette légèreté. Laissez parler vos émotions.

Soyez au contact de la nature. Mettez vos pieds dans l'herbe, sur les rochers, au contact de la terre, pourvu que ce soit en plein air.

LE YOGA

Mettez-vous au yoga : un travail profond et complet sur les articulations et la colonne vertébrale. Un sport à privilégier pour le renforcement musculaire. Les muscles sont sollicités si la respiration est travaillée. Cette pratique régulière assure un fonctionnement harmonieux du cœur en augmentant le débit sanguin dans le corps. Cela prévient des infections cardio-vasculaires. On se sent donc plus à l'aise dans son corps et plus en forme.

- Un anti-stress
- Gagner en souplesse
- Augmenter votre endurance
- Favoriser le sommeil
- Augmenter les capacités respiratoires
- Accroître sa concentration
- Vivre mieux : bon pour le cœur, le corps et l'esprit.

Le yoga influe sur la façon de percevoir une situation : se relaxer pour se recentrer ici et maintenant. Vous comprenez que l'humeur dépend donc aussi de sa condition physique. Lorsque l'on prend soin de soi et de son corps, des hormones sont produites naturellement. Il s'agit de la sérotonine qui apporte détente et bien-être et est aussi surnommée « hormone du bonheur ». Le yoga vise à influencer davantage de liberté et de sens dans la vie. On a conscience de l'instant présent, on se recentre sur une seule chose. Cela procure un sentiment de légèreté.

C'est une invitation à vous regarder droit dans les yeux et vous appréciez tel que vous êtes. Il s'agit de se projeter en soi-même et offre l'occasion de se reconnecter à sa nature profonde. Il s'agit de comprendre les raisons de ce que l'on veut en son for intérieur.

Chacun, quel que soit son âge ou sa force physique peut pratiquer. Le yoga permet de déstresser, de vous muscler avec douceur et bienveillance et même perdre du poids. Ne pensez plus, ressentez les bénéfices. L'ensemble des mouvements avec une technique respiratoire adaptée apporte au corps davantage de force, de souplesse et de liberté. Retrouvez rapidement en totale harmonie avec vous-même. Créez vos propres séances personnalisées en les organisant simplement selon vos envies. Il faut cependant faire des séances quotidiennes. Le corps apprend vite, c'est qu'une question d'entraînement. Cela aide à même de gérer le stress et votre état d'esprit qui s'améliore et se stabilise. C'est se reconnecter à notre vitalité grâce aux mouvements corporels.

Le yoga permet de repousser les limites en adoptant une respiration profonde et un corps bien aligné sont la clé de la stabilité et de l'équilibre. Votre corps est votre matériel d'exercice. Les muscles se détendent. S'étirer permet d'assouplir ses articulations, se défaire des tensions.

Le yoga et la méditation sont indissociablement liés. C'est un moyen d'insuffler plus de vie et de sens dans la vie. Il s'agit de se sentir libre dans et avec son corps. Prendre le temps de réfléchir aux choses qui passent permet de se consacrer pleinement au moment présent. Les mouvements libèrent les sensations réprimées dans le corps. Le yoga réveille votre corps. Il est important de libérer l'énergie et de la faire circuler dans le corps pour chasser les tensions.

QUELQUES POSTURES

Et oui, faire du yoga ne se limite pas à la position du Lotus. Pour évacuer les tensions et retrouver l'énergie, les postures permettent d'acquérir du recul et de s'ouvrir au bonheur. Gagnez en zen attitude en canalisant votre énergie.

- ***L'arc***

  Votre menton est posé sur le sol. Fléchissez les genoux. Attrapez les chevilles en décollant le menton du sol.
  Sur l'inspiration, levez la tête et la poitrine.
  Sur l'expiration redescendez.
  Sur l'inspiration, montez les pieds encore plus haut.

- **L'étirement du chat**

À quatre pattes, écartez vos genoux. Les mains sont placées à la largeur des épaules.
Sur l'inspiration, cambrez le dos au maximum. Votre tête est levée vers le ciel.
Sur l'expiration, arrondissez le dos au maximum. Rentrez la tête entre vos bras.
Répétez cette posture plusieurs fois.

- **La charrue**

Allongez-vous sur le dos, les bras le long du corps. Levez les jambes tendues. Amenez les pieds vers votre tête en soulevant le bassin.
Les fesses sont contractées et levez le bassin plus haut en décollant le dos du sol. Les jambes sont à la verticale.
Descendez les jambes vers la tête. Posez les orteils sur le sol. Approchez les orteils vers la tête.

- ***La torsion allongée***

Allongez-vous sur le dos, colonne longue, respirez par le ventre. Posez vos bras tendus sur le sol au niveau des épaules. Pliez le genou droit. Posez le pied droit sur le genou gauche.

Sur l'expiration, descendez le genou droit vers le côté gauche. Tournez votre tête et votre regard vers votre main droite posée sur le sol.

Collez le genou droit au sol, sur l'expiration poussez avec votre main gauche votre genou au maximum vers le bas.

Maintenez vos épaules sur le sol. Recommencez l'exercice en pliant cette fois le genou gauche…

Il n'y a pas d'âge pour travailler sa souplesse ou étirer en profondeur les muscles… Le yoga s'adresse donc à tous, quel que soit son niveau sportif. Il est tout indiqué pendant la grossesse.

LA RELAXATION : ÇA S'APPREND

Quand nous sommes tendus, le corps est sous tension. Les problèmes pèsent sur nos épaules ainsi le dos trinque. Libérez-vous en prenant conscience que grâce aux exercices sur son corps et son esprit. On se détend simplement. Cette gymnastique est basée sur la respiration et les mouvements lents. Elle apaise les troubles du quotidien. C'est une introspection en s'accordant du temps libre en stimulant ses sens. Il faut s'entraîner, travailler par étapes. La méditation est un moyen pour parvenir à la béatitude si elle est appliquée avec foi et raison.

Il convient de respecter certaines pratiques.

- L'environnement est propice, sans cela pas de méditation possible. Privilégiez toujours une pièce calme dans la semi-obscurité pour écouter votre respiration.
- Le contentement permet à l'esprit d'être libre, de se libérer des désirs excessifs (possessivité, jalousie…). Être attaché aux choses est un frein…
- La contemplation est nécessaire pour observer le monde sans jugement ni doute.
- Les repas légers évitent les désagréments digestifs. Pensez-y.

LA MÉDITATION, UNE ATTITUDE PASSIVE

La méditation vous amène à vous dépasser pour trouver l'harmonie avec le monde. Il s'agit de prendre conscience des choses en se détachant des sentiments positifs et négatifs. Une technique qui produit un état de détente intérieur. La séance de méditation commence par la prosternation. Le front, les paumes et les genoux sont en contact avec le sol. Asseyez-vous en lotus (les jambes sont croisées, chaque pied repose sur la cuisse opposée) ou demi-lotus (les chevilles sont superposées, placées contre le périnée). Inspirez et respirez profondément sans effort particulier. La respiration est calme. Relâchez la pression en visualisant des images positives. Cette pratique consiste à réveiller des sensations intérieures de bien-être grâce aux ressources de son imagination. Les yeux sont mi-clos, le dos droit et les épaules baissées, le menton légèrement penché en avant ou au contact de la poitrine, les dents sont desserrées. Vous devez être détendu. Il suffit donc :

- De vous asseoir dans le calme
- De fermer les yeux
- De vous concentrer sur votre inspiration
- D'expirer profondément

Vous pouvez alterner deux exercices.

- On se regarde intérieurement en analysant un objet de sa pensée. L'objectif est de dépasser les émotions en détaillant une idée.
- On fait le vide en se concentrant.

Les débuts sont difficiles car on rencontre de nombreuses difficultés. On peut se lasser rapidement, un sentiment de lourdeur peut apparaître ou à l'inverse on s'énerve en étant en proie à l'agitation mentale. Il faut absolument se consacrer à des séances courtes sans efforts excessifs dans un endroit silencieux. Il faut entraîner son esprit. C'est très délicat de maîtriser son corps et son discours grâce à son esprit. On parvient à gouverner ses pensées et sa concentration en s'entraînant. Plus l'esprit est entraîné, plus on trouve de la motivation et les avantages à méditer. La relaxation permet de déstresser car vous soufflez, respirez et expulsez les tensions musculaires. Effectuez toujours des séances courtes et fréquentes. La qualité des séances est plus importante que la durée. Modérez l'effort.

LA LECTURE

Rêvasser est une manière idéale de casser la routine dans le calme du moment présent. Laissez simplement voguer vos pensées, vos réflexions, vos rêves… Lire améliore vos performances cognitives. L'acquisition des connaissances est un moyen d'atteindre le bonheur en apprenant de nouvelles choses. Les livres changent les idées et vous pouvez de surcroît échanger avec vos proches. Nouvelles discussions en perspective ! On parvient à identifier ce qui nous rend heureux.

LA SANTÉ PAR LES MAINS, LES MASSAGES

Le massage soulage des maux divers et variés : mal-être global, inconforts en tout genre. Parmi les effets bénéfiques, on élimine certains dysfonctionnements en libérant les émotions, en soulageant les tensions, en augmentant l'énergie (dynamisme). En réveillant sa réceptivité, on lisse les émotions négatives et on résiste au stress. C'est une détente corporelle, un bien-être psychique. On les adore pour leurs bienfaits sur le plan physique et mental. Les séances de massage font rêver pour le coté exotique qui inspirent. Pour trouver le massage qui vous convient, essayer, tâtonner. La quête de soi et du bien-être n'est pas un chemin aisé. Entraînez chez vous, sur votre partenaire ou vos amis les plus proches. Ce sont des moments de partage qui permettent d'entrer en connexion les uns avec les autres à un niveau différent.

- *Les Massages Balinais*

Idéal pour se détendre. La relaxation physique rejoint le lâcher-prise spirituel. Allongez-vous sur le ventre. Voici les quelques instructions pour votre partenaire.

Frottez les mains pour les chauffer, déposez-les sur le cou et sur le bas du dos. Laissez la chaleur se répandre pendant une minute.

Appliquez des pressions douces avec vos pouces du haut des épaules jusqu'au bas du dos, pendant cinq à dix minutes.

Poursuivez sur les fesses jusqu'au bout des pieds. Sur les cuisses et les genoux, posez vos mains entières et faire tourner les chairs vers l'extérieur.

- *Les Massages Chinois* permettent de soulager les tensions dans tout le corps.

Au réveil

Le massage aide l'énergie à se remettre en place dans votre tête.

Glissez vos doigts à la basse des cheveux. Tirez légèrement, remontez verticalement pour décoller les cheveux jusqu'à l'extrémité. Continuez sur le haut du crâne et sur les côtés.

Fermez vos poings et appliquez des percussions sur le haut du crâne et au-dessus des oreilles.

Placez vos mains à l'arrière du crâne en appuyant. Faites-les glisser vers l'avant du crâne : d'abord de l'arrière vers le front, puis descendez vers le menton.

Pour une bonne mine.

Faites une pince avec votre pouce et votre index et saisissez vos paupières. Faites glisser lentement vos doigts jusqu'au coin extérieur des yeux.

À l'aide de deux doigts, massez lentement les joues en partant de la base du nez et tournez jusqu'au haut des pommettes et en dessous des oreilles.

Placez vos pouces au bout du menton. Remontez le long de la mâchoire jusqu'à l'articulation. Ne basculez pas votre tête en arrière.

Le massage de la main

Pour relaxer le cou, pressez les points situés entre le pouce et l'index, des deux côtés de la main.

Appliquez la même force avec votre pouce et votre index.

Pressez les points à la base de la paume. La personne devrait sentir une détente immédiate au niveau des reins et des lombaires.
Avec le poing fermé, pressez lentement puis de plus en plus fort la paume de la main. Le plexus solaire est détendu et apaise la respiration.

Le mal de tête

Commencez par détendre le pied. Effectuez un étirement en partant du tendon. Posez une main sur le talon et l'autre sur le haut du pied. Modérez la pression en ne vous appuyant pas uniquement sur les orteils.
Stimulez le point du cerveau par pressions légères puis de plus en plus fortes sur la chair au milieu de la dernière phalange du gros orteil. Pressez les côtés du gros orteil, sur l'intérieur.

- *Les Massages Coréens*

Permettent de comprendre le fonctionnement des vibrations.
La personne manipulée est assise en tailleur.
Saisissez le haut du dos et faites pivoter sa taille.
Basculez son énergie intérieure d'un côté, puis de l'autre. Ne cherchez pas le point de rupture.
Saisissez les bras de la personne allongée sur le dos en les croisant au-dessus de son visage. Tirez un bras, puis l'autre, en faisant rouler le dos de la personne délicatement.
Saisissez les pieds de la personne et étirez son corps tout entier d'un côté, puis de l'autre. Laissez la vibration se répandre en quelques minutes.

- *Les Massages Indiens*

Permettent des soins du visage.
Avec votre majeur, appuyez entre le milieu du front et le haut du nez. Effectuez des pressions rotatives.
Avec vos pouces, partez des côtés du nez et déplacez les mouvements vers le côté du visage.
La personne manipulée bascule légèrement la tête en arrière. Versez un léger filet d'huile sur le troisième œil. Laissez couler. Massez le cuir chevelu.

- *Les Massages Japonais*

Permettent d'équilibrer l'énergie vitale de la personne allongée sur le ventre.
Posez vos mains sur les reins avec une très légère pression.
Posez vos mains à l'arrière des genoux. Activez la circulation entre les deux articulations.
Placez vos mains en parallèle sur la plante des pieds.
Étirez très lentement et équilibrez la pression.

La personne manipulée est sur le dos. Chauffer les mains en les frottant. Appliquez une main sur son front. Laissez la chaleur se répandre.
Posez une main au milieu du torse et de l'autre, tirez très légèrement le menton sans chercher à lui faire basculer la tête.
Placez les mains au-dessus du nombril er massez.

- *La Réflexologie*

Idéale pour les étirements.
Maintenez fermement le talon du pied d'une main. Appuyez sur le haut du pied de l'autre main pour le replier sur la jambe. Accompagnez le geste de retour

à l'état normal.

Apposez vos deux pouces à la pointe du gros et du petit orteil en tenant fermement le pied par les côtés. Étirez la plante en largeur.

Tenez la main par le pouce et l'auriculaire avec vos deux mains. Étirez la main en effectuant des petits mouvements rotatifs parallèles.

- *Les Massages Tibétains*

Accompagnent la méditation.

La personne est allongée sur le dos en ayant les yeux fermés. Placez vos mains au-dessus de son visage, au niveau de son nez.

Appliquez des pressions depuis le sommet du crâne jusqu'au menton et au cou.

Partez du dessus des sourcils et descendez jusqu'aux tempes. Massez-les par pressions rotatives.

- *Les Massages Thaïs*

S'adressent aux personnes en bonne santé n'ayant pas subi d'accidents récents.

La personne manipulée se tient avec les mains repliées derrière la tête. Saisissez très doucement les coudes par l'arrière. Soulevez légèrement le buste sur l'expiration vers le haut en tirant sur l'axe du dos.

Descendez vos appuis sous ses bras. La personne manipulée est assise. Étirez le dos en maintenant la colonne vertébrale grâce à vos genoux très doucement.

La personne manipulée doit se dresser au maximum. Vous tirez le bras d'un côté, tout en prenant appui avec vos pieds sur le milieu du dos. Favorisez l'étirement grâce à l'expiration.

Si le praticien ne vous inspire pas lors de la séance, passez votre chemin. Si vous souffrez de quelque partie du corps que ce soit, demandez d'abord à votre médecin d'établir un diagnostic. Une séance de massage reste un complément.

7   SUIVEZ VOTRE INSTINCT

7   SUIVEZ VOTRE INSTINCT

7.1   ÊTRE HEUREUX

Avant toute chose, vous devez apprendre à vous aimer,
fiez-vous toujours à votre raison. Ne laissez pas les
émotions négatives vous submerger. Ne les laissez pas
envahir votre esprit et le polluer. Comment on peut se
sentir bien dans sa peau si les tracas monopolisent notre
attention ? Si votre esprit est assailli par des pensées
anxieuses, il est inutile d'espérer profiter de l'instant
présent. Nous avons tous à un moment donné le
sentiment de nous éparpiller entre les tâches à accomplir.
Le stress nous emporte dans un tourbillon d'émotions et
nous sommes rarement dans l'instant présent. Mais il est
possible et bénéfique de relâcher la pression. La détente
de l'esprit passe par la décontraction du corps (15
minutes par jour suffisent). Cela permet d'affronter la
montagne de petites choses à faire ou à penser.

Amusez-vous ! La clé des fous rires

Le rire a de nombreuses vertus, les nerfs des joues s'activent. Il décoince le cerveau dans l'impasse. On est toujours enjoué quand on est heureux. Votre tension et votre rythme cardiaque diminuent également comparé à celui d'un antidépresseur. Essayez de voir le côté drôle de chaque situation. Il faut cultiver ses émotions positives en riant le plus fréquemment possible. Cela permet de limiter les pressions subies, de baisser les hormones du stress et permettre une augmentation de la libération de DHEA et d'endorphines euphorisantes et antidouleurs. Les émotions comme la peur, la colère et la tristesse doivent être régulées, elles agissent positivement sur le bonheur et la santé.

Savez-vous que le rire facilite la digestion. Les organes sont massés car les muscles abdominaux sont contractés. Ainsi il entraîne une augmentation de la sécrétion de la salive et des sucs digestifs. Ça fait du bien. Allez à la rigolade. Éclatez-vous !

S'autorisez à suivre son intuition implique de se ménager de la place pour savoir ce qui vous convient parfaitement. C'est assumé la responsabilité de ses propres besoins et de les connaître. Vous êtes la seule personne capable de rendre votre vie agréable et heureuse. Osez simplement vous questionnez sur vous-même.

Ce moment de pause est le moment adéquate pour savoir ce que vous souhaitez et comment vous pourriez concrétiser ce désir. S'aimer, c'est se connaître. L'amour de soi nous aide à arrêter de nous autocritiquer et à renoncer aux jugements. Plus vous vous aimerez, plus vous serez à même de surmonter les vicissitudes et d'être heureux. Le fait que vous aimiez est tout ce qui importe. Vivre une vie saine et sensée est le signe que l'on est bien. Nourrissez votre sens de l'humour.

Recette de bonheur

Complimentez-vous sur les choses que vous avez réalisées.

« Les gens sont heureux dans la mesure où ils décident de l'être. » Abraham Lincoln.

Se sentir bien, c'est avant tout s'aimer et vous méritez de l'être. On peut adopter une routine ou un rituel qui permet d'évacuer les émotions. S'accorder du temps pour prendre soin de soi est souvent considéré comme une démarche égoïste et improductive. C'est important de se poser.

- Pour être en harmonie avec son esprit.
- Le cerveau se repose.
- Réserver du temps : un système anti-adrénaline car la tension artérielle diminue.
- Se préserver de l'épuisement professionnel.
- Favoriser la créativité.
- Se découvrir. Suis-je bien dans ma peau ? Où vais-je dans la vie ?

La façon dont nous ressentons les émotions (joie, tristesse…) est déterminée par notre esprit et l'habitude que nous avons à les appréhender et à les vivre. L'objectif est de ne pas se sentir perturbé en évitant les erreurs et se protéger des mauvais agissements.

7.2　LE LÂCHER-PRISE
　　　INDISPENSABLE

Ne cherchez pas à contrôler l'incontrôlable, vous perdez trop de temps et d'énergie et cela dirige chaque instant de votre vie. C'est inutile. Prenez conscience que vous devez consacrer votre temps sur les choses qui sont bel et bien à votre portée et rien d'autre. Déclarez une trêve à votre envie de tout contrôler. Vous créerez de l'espace pour vos aspirations les plus profondes. Vous dépouillez ainsi les choses jusqu'à ne laisser que la vérité nue.

Décidez ce qui vous importe vraiment. Revenez à l'essentiel et sortez de vos habitudes. Ainsi il est primordial de lâcher prise : relâcher la pression et profiter des bienfaits lors des moments de répit. Profitez donc de l'instant présent, des moments de détente. De plus, certains imprévus peuvent comporter des aspects agréables. Il faut savoir se détacher des préoccupations quotidiennes et s'abandonner simplement à l'inattendu. La totale maîtrise du quotidien est une illusion. Savourez votre vie.

Gardez vos distances avec les émotions

On est effectivement capable de prendre des distances avec les émotions lorsque l'on s'interroge sur leurs origines. Cet exercice est particulièrement difficile. C'est essentiel de comprendre cela car on s'emporte souvent sans même s'en rendre compte. Il s'agit de ne plus les combattre car plus on tente de lutter contre les émotions, plus elles grandissent jusqu'à devenir incontrôlables. Il faut les accepter, sans penser qu'il s'agit d'une faiblesse ou d'une erreur. Il faut les gérer en discutant avec un proche simplement. Il faut arrêter de se sentir coupable. Les émotions sont indispensables car elles racontent l'histoire de notre vie. Plus le dialogue est sain, plus la qualité de vie est meilleure. Il s'agit d'être en phase avec soi. On peut se débarrasser des impacts physiques et psychologiques des évènements négatifs. On les remplace par des pensées positives. Ainsi les moments de ressourcements réduisent l'impact du stress en transformant !

- La tension en détente.
- Le pessimisme en optimisme.
- L'agitation en calme.
- Le mécontentement en plaisir.
- La colère en acceptation
- La tristesse en joie.

Avertissement

Gardez en tête que vous n'aurez jamais le contrôle sur les futilités externes. Nous sommes tous affectés par une vie bien chargée, nous connaissons tous un jour ou l'autre le branle-bas de combat à la maison, les réveils avant même le lever du jour, les pleurs d'un nouveau-né, les embouteillages quotidiens... Nous avons tendance à nous focaliser sur les petits problèmes. Faites-vous confiance, c'est votre plus grande force. Les émotions étoffent la réflexion, l'esprit s'ouvre. Ainsi l'enthousiasme éveille la curiosité.

Votre opinion des événements

Vous avez le contrôle sur la façon de réagir et vous serez étonné du sentiment de liberté que cela procure. Vous vivrez les événements tout à fait différemment. Vous polluerez moins votre esprit et dégagerez de l'espace pour les choses essentielles. Gardez toujours en tête de vivre en harmonie avec vos valeurs. Ce sont les seuls éléments nécessaires à votre bonheur.

Les séances de méditation : l'épanouissement psychologique

Face aux incertitudes, aux changements, la méditation est une alliée. Il suffit de se poser. Cela semble très simple et pourtant cela demande un réel engagement : juste se poser, puis entrer en relation avec vous-même et le monde. Dix minutes suffisent !

Il s'agit de porter son attention sur le moment présent, sur les pensées et les humeurs qui traversent notre esprit, sans les juger, pour peu à s'en détacher émotionnellement. Contenir le flot des pensées nécessite de revenir au calme. Il s'agit de les observer sans interagir avec eux ou de les modifier. Cela revient à une prise de conscience détachée.

On devient conscient de son corps, de sa vie et de son environnement. Plus vos réactions deviennent excessives et plus vous devez vous recentrer sur la conscience de votre corps. Méditez confortablement, créez une bulle autour de vous. Il faut essayer de faire le vide en soi. Hors des sollicitations, vous reprenez contact avec vous. La méditation aide à se libérer des pensées dévalorisantes ou des ruminations qui sapent le moral.

À chaque seconde, votre souffle irrigue votre corps de la présence de la vie. Sur une feuille de papier, vous pourriez écrire votre rêve, votre projet, votre désir pour l'année. La vertu intérieure est à la portée de tous. Vous devez réfléchir aux valeurs qui vous tiennent à cœur. Celles qui vous donnent un sens à votre vie. Les bénéfices sont nombreux : réduction du stress et de l'anxiété, amélioration de l'état psychologique, réduction de la tension artérielle, diminution des dépendances.

- Remettez-vous sans cesse au lendemain les choses ?
- Comment avez-vous envie que les gens se souviennent de vous ?
- À quoi avez-vous envie de consacrer votre temps ?
- Quelle personne voulez-vous être comme parent, comme ami, comme collègue ?
- Si tout était possible, que voudriez-vous vraiment ?

De grandes questions, sur lesquelles vous pouvez méditer quelques instants. C'est normal de ne pas trouver de réponses au début sur ce qui nous rend précisément heureux. On se demande si son quotidien correspond à nos valeurs et surtout comment on peut améliorer les choses. L'exercice est fascinant, vous vous rendrez compte de ce qui est important pour vous et de ce qui est futile.

Restez bienveillant avec soi-même, vous encourage à se voir sous un autre jour en prenant du recul.

QUAND LA TÊTE VA, LE CORPS SUIT…

QUAND LA TÊTE VA, LE CORPS SUIT…
LE QI GONG

Le Qi gong est une pratique de la médecine traditionnelle chinoise. Il améliore la circulation de l'énergie vitale en régulant les fonctions des organes. Vous travaillez l'harmonie entre le corps et l'esprit. Intégrez des mouvements graduels, continus et fluides, la respiration abdominale est régulière et profonde. Le but est d'apaiser, de se sentir décontracté, d'éliminer le stress en contrôlant le système nerveux, faire le vide, oublier ses soucis permet de retrouver la stabilité mentale.

Chacun pratique selon ses propres possibilités physiques et indépendamment de son âge. Le Qi gong entretient le système cardiovasculaire. La pratique régulière permet d'atténuer les maux : migraine, fatigue, nervosité…Cette discipline favorise la souplesse des articulations, la gestion du stress et des moments de grande fatigue, un sommeil plus serein, une meilleure endurance, une meilleure résistance à l'effort, un regain de vitalité… Une gymnastique douce pour les personnes âgées ou souffrant de douleurs chroniques. Effectuez un bilan médical avant d'entamer des séances. Les femmes enceintes doivent s'abstenir.

Découvrez cette technique

Les mouvements libèrent les sensations réprimées dans le corps. L'énergie est débloquée. Ainsi il est important de la faire circuler dans le corps pour chasser les tensions. Vous vous sentirez mieux.

- Debout, maintenez le dos bien droit. Votre attention sur la pointe des doigts. Sur l'inspiration, levez lentement les mains au-dessus de la tête et sur le côté. Les paumes sont dirigées vers la terre.
  Sur l'expiration, fléchissez les bras sur les côtés. Descendez les mains devant vous, le long du buste. Vos bras reviennent le long du corps. Répétez ces mouvements.

- Sur l'expiration, pivotez votre buste sur la droite. Ramenez le bras droit derrière vous. Le dos de la main droite se pose sur les reins.
  Sur l'inspiration, redressez le buste. Déployez le bras gauche vers le ciel du côté gauche. Votre tête suit le mouvement.
  Sur l'expiration ramenez la paume de la main gauche sur la tête. Descendez-la le long du buste.
  Sur l'inspiration, levez les bras, les mains sont au-dessus de la tête. Les paumes sont face au ciel. Sur

l'expiration, descendez-les le long du buste. Recommencez de l'autre côté avec la main droite.

- Détendez votre nuque. Debout, basculez le bras gauche en arrière. Refermez le poing derrière dans le bas du dos.
Sur l'inspiration, levez le bras droit sur le côté droit.
Sur l'expiration, descendez-le sur le côté gauche. Le buste suit le mouvement.
Sur l'inspiration, continuez le mouvement en déployant le bras vers le haut. Redressez le buste. Le bras remonte du côté gauche, passe au-dessus de votre tête et du côté droit vers l'arrière. Le buste pivote du côté droit.
Sur l'expiration, fléchissez le coude pour attraper votre oreille gauche. Avec la main droite, pivotez le buste du côté gauche. La tête se tourne du côté gauche.
Sur l'inspiration, relâchez l'oreille et redressez le buste. Tendez le bras droit vers le haut, le bras gauche se libère et le rejoint.
Sur l'expiration, descendez les bras sur les côtés. Recommencez de l'autre côté.

8 BILAN DE L'EXPERIENCE

8   VOTRE BILAN

Avant de faire le bilan, soyez fier de vous, de tout ce que vous avez fait. Faites-le calmement et en étant le plus honnête possible. Cela permet d'apprendre à identifier les émotions et à les gérer.

Qu'est-ce qui vous rend heureux (quand, combien de fois) ?

_____

_____

_____

_____

_____

_____

_____

_____

_____

_____

Réfléchissez à ce que vous faites.

Au travail

_____

_____

_____

_____

_____

_____

_____

_____

_____

La semaine

_____

_____

_____

_____

_____

_____

_____

_____

Le week-end

_____

_____

_____

_____

_____

_____

_____

_____

_____

_____

En famille

_____

_____

_____

_____

_____

_____

_____

_____

_____

_____

En couple

_____
_____
_____
_____
_____
_____
_____
_____
_____

En solo

_____
_____
_____
_____
_____
_____
_____
_____
_____

Les amis

_____

_____

_____

_____

_____

_____

_____

_____

_____

Les loisirs (solitaires, partagés, coopératifs)

_____

_____

_____

_____

_____

_____

_____

_____

_____

Est-ce que la répartition du temps à votre disposition vous satisfait ? Si ce n'est pas le cas, remédiez-y.

_____

_____

_____

_____

_____

_____

_____

_____

_____

Notez les changements qui se font sentir en vous lorsque vous pratiquez une activité physique.

_____

_____

_____

_____

_____

_____

_____

_____

_____

Quelles autres activités aimeriez-vous faire ?

_____

_____

_____

_____

_____

_____

_____

_____

_____

_____

Comment voulez-vous vivre votre vie ?

_____

_____

_____

_____

_____

_____

_____

_____

_____

_____

Choisissez cinq objectifs que vous aimeriez faire ?

_____

_____

_____

_____

_____

_____

_____

_____

_____

_____

Comment vous allez y parvenir ?

_____

_____

_____

_____

_____

_____

_____

_____

_____

_____

Et maintenant, quelles sont les trois valeurs les plus importantes dans votre vie ?

_____

_____

_____

_____

_____

_____

_____

_____

_____

Qu'est-ce qui vous donne un sens à votre vie ?

_____

_____

_____

_____

_____

_____

_____

_____

_____

Prenez le temps de regarder vos réponses. Si vous êtes satisfait c'est parfait. Sinon, qu'est-ce que vous devez changer ?

_____

_____

_____

_____

_____

_____

_____

_____

_____

Faites ce bilan régulièrement. Vous serez surpris.

NOTES PERSONNELLES

NOTES PERSONNELLES

NOTES PERSONNELLES

NOTES PERSONNELLES

----

1   **Mangez mieux.**

2   **Hydratez-vous.**

3   **Dormez suffisamment.**

4   **Bougez.**

5   **Reposez-vous.**

Faites-en un mode de vie.

Le mot de la fin

Mangez ce qu'il vous plaît, ce que vous digérez facilement… Appréciez toujours de vivre pleinement le présent. Ayez confiance en vous, en votre futur. Soyez serein. Poursuivez vos rêves et vos désirs. N'oubliez pas de noter les pensées positives car ça influencera toujours sur votre manière de vous comporter.

Merci à vous d'avoir pris le temps de lire ce livre.

www.ingramcontent.com/pod-product-compliance
Lightning Source LLC
Chambersburg PA
CBHW051346280526
45784CB00007B/2830